AME 学术盛宴系列图书 001

# 膝关节置换工具书

## ——全膝关节置换与翻修技术

主　译：胡懿郃　雷鹏飞

副主译：谢　杰　杨序程

文　霆　钟　达

中南大學出版社
www.csupress.com.cn

AME
Publishing Company

**图书在版编目（CIP）数据**

膝关节置换工具书——全膝关节置换与翻修技术/[美]贾尔斯·斯库代里(Giles R. Scuderi)，[美]阿尔佛雷德·特里亚(Alfred J. Tria)著；胡懿郃，雷鹏飞译.—长沙：中南大学出版社，2016.12

ISBN 978-7-5487-2519-0

Ⅰ.①膝… Ⅱ.①贾… ②阿… ③胡… ④雷… Ⅲ.①人工关节—膝关节—移植术(医学) Ⅳ.①R687.4

中国版本图书馆CIP数据核字(2016)第244447号

**AME 学术盛宴系列图书 001**

**膝关节置换工具书——全膝关节置换与翻修技术**

XI GUAN JIE ZHI HUAN GONG JU SHU——QUAN XI GUAN JIE ZHI HUAN YU FAN XIU JI SHU

[美]贾尔斯·斯库代里(Giles R. Scuderi)，[美]阿尔佛雷德·特里亚(Alfred J. Tria) 著

胡懿郃，雷鹏飞 译

□**丛书策划** 郑 杰 汪道远 钟清华 李 媚
□**责任编辑** 孙娟娟
□**责任校对** 石曼婷
□**责任印制** 易建国 谢础圆
□**版式设计** 林子钰 胡晓艳
□**出版发行** 中南大学出版社
社址：长沙市麓山南路 邮编：410083
发行科电话：0731-88876770 传真：0731-88710482
□**策 划 方** AME Publishing Company 易研出版公司
地址：香港沙田石门京瑞广场一期，16 楼 C
网址：www.amegroups.com
□**印 装** 天意有福科技股份有限公司

□**开 本** 710×1000 1/16 □印张 9.5 □字数 185 千字 □插页 2
□**版 次** 2016 年 12 月第 1 版 □ 2016 年 12 月第 1 次印刷
□**书 号** ISBN 978-7-5487-2519-0
□**定 价** 65.00 元

Translation from the English language edition:

***Knee Arthroplasty Handbook***

***Techniques in Total Knee and Revision Arthroplasty***

edited by Giles R. Scuderi and Alfred J. Tria



This Springer imprint is published by Springer Nature

The registered company is Springer Science+Business Media LLC

# 编委

## 主译：

**胡懿郃**
中南大学湘雅医院，骨科，主任，教授，主任医师，博士生导师

**雷鹏飞**
中南大学湘雅医院，骨科，医师，医学博士

## 副主译：

**谢　杰**
中南大学湘雅医院，骨科，主治医师，医学博士

**杨序程**
中南大学湘雅医院，骨科，主治医师，医学博士

**文　霆**
中南大学湘雅医院，骨科，副教授，副主任医师，医学博士

**钟　达**
中南大学湘雅医院，骨科，副教授，副主任医师，医学博士

# CONTRIBUTORS

**ROBERT E. BOOTH, JR., M.D.**
Chief of Orthopaedics
Pennsylvania Hospital
Philadelphia, PA, USA

**HENRY D. CLARKE, M.D.**
Attending Orthopaedic Surgeon
The Mayo Clinic
Scottsdale, AZ, USA

**BRIAN C. DEMUTH, M.D.**
The Insall Scott Kelly Institute
Beth Israel Medical Center
New York, NY, USA

**GERARD A. ENGH, M.D.**
Associate Clinical Professor
University of Maryland Medical School
Baltimore, MD, USA
President
Anderson Orthopedic Institute
Alexandria, VA, USA

**FRANK P. FEMINO, M.D.**
Department of Orthopaedics
Pennsylvania Hospital
Philadelphia, PA, USA

**FRANKIE M. GRIFFIN, M.D.**
The Insall Scott Kelly Institute
Orthopedic Surgeon
Van Buran, ARK, USA

**AARON A. HOFMANN, M.D.**
Professor, Department of Orthopaedics
University of Utah
Salt Lake City, UT, USA

**JOHN N. INSALL, M.D. (1930–2000)**
Clinical Professor of Orthopaedic Surgery
Albert Einstein College of Medicine
Bronx, NY, USA
Director and Founder
The Insall Scott Kelly Institute
New York, NY, USA

**JOHN KRONICK, M.D.**
Central DuPage Hospital
Winfield, IL, USA

**PAUL A. LOTKE, M.D.**
Professor, Department of Orthopaedics
University of Pennsylvania Hospital
Philadelphia, PA, USA

**WILLIAM MARTIN, M.D.**
Department of Orthopaedic Surgery
Mayo Clinic
Scottsdale, AZ, USA

**DAVID G. NAZARIAN, M.D.**
Department of Orthopaedic Surgery
Pennsylvania Hospital
Philadelphia, PA, USA

**DANIEL A. OAKES, M.D.**
Department of Orthopaedics
University of Louisville
Louisville, KY, USA

**WAYNE G. PAPROSKY, M.D.**
Department of Adult Joint Reconstruction
Rusk-Presbyterian-St. Lukes Medical Center
Chicago, IL, USA

**JAMES ALAN RAND, M.D.**
Department of Orthopaedic Surgery
Mayo Clinic
Scottsdale, AZ, USA

**DAVID F. SCOTT, M.D.**
Department of Orthopaedics
University of Utah
Salt Lake City, UT, USA

**GILES R. SCUDERI, M.D.**
Attending Orthopedic Surgeon
Lenox Hill Hospital
New York, NY, USA
Director, The Insall Scott Kelly Institute
New York, NY, USA
Assistant Clinical Professor of Orthopaedic Surgery
Albert Einstein College of Medicine
Bronx, NY, USA

**TODD D. SEKUNDIAK M.D.**
Section of Orthopaedics
University of Manitoba
Winnipeg, Manitoba, Canada

**R.G. SIMON, M.D.**
Department of Orthopaedics
University of Pennsylvania Hospital
Philadelphia, PA, USA

**ALFRED J. TRIA, M.D.**
Clinical Professor of Orthopaedic Surgery
Robert Wood Johnson Medical School
Orthopaedic Center of New Jersey
Somerset, NJ, USA

**KELLY G. VINCE, M.D.**
Associate Professor
Department of Orthopaedics
University of Louisville
Louisville, KY, USA

**DAVID J. YASGUR, M.D.**
Katonah Medical Group
Katonah, NY, USA

**译者**（以姓氏笔画为序）：

**文　霆**　中南大学湘雅医院，骨科，副教授，副主任医师，医学博士

**朱剑熹**　中南大学湘雅医院，骨科，医学博士

**李宇晟**　中南大学湘雅医院，骨科，主治医师，医学博士

**李明清**　中南大学湘雅医院，骨科，医师，医学博士

**杨序程**　中南大学湘雅医院，骨科，主治医师，医学博士

**杨俊骁**　中南大学湘雅医院，骨科，医师，医学博士

**肖文峰**　中南大学湘雅医院，骨科，副教授，副主任医师，医学博士

**汪　龙**　中南大学湘雅医院，骨科，医师，医学博士

**钟　达**　中南大学湘雅医院，骨科，副教授，副主任医师，医学博士

**韩　斐**　中南大学湘雅医院，骨科，医学硕士

**曾　敏**　中南大学湘雅医院，骨科，医学博士

**谢　杰**　中南大学湘雅医院，骨科，主治医师，医学博士

**雷鹏飞**　中南大学湘雅医院，骨科，医师，医学博士

# AME学术盛宴系列图书序言

这个系列图书具有几大特色：其一，这个系列图书来自Springer，Elsevier，Wolters Kluwer，OUP，CUP，JBL，TFG等各大出版社，既有一些“经典图书”，也有一些实用性较强的“流行图书”，覆盖面甚广；其二，这个系列图书的翻译工作，都是基于“AME认领系统”，我们花费近1年时间，开发这套“认领系统”，类似出版界的Uber/滴滴，成功地对接了图书编辑老师、译者和审校者之间的需求。一般情况下，我们发布一本书的目录等信息之后，48小时内该书的翻译任务就会被AME注册会员一抢而空——在线完成译者招募和审校等工作，参与翻译和校对工作的人员来自国内众多单位，可谓智力众筹；其三，整个翻译、审校、编辑和出版过程，坚持“品书”与“评书”相结合，在翻译的同时，我们邀请国内外专家对图书进行“点评”，撰写“Book Review”，一方面刊登在我们旗下的杂志上，另外一方面将其翻译成中文，纳入本书中文版，试图从多个角度去解读某个图书，给读者以启迪。所以，将这个系列图书取名为“学术盛宴”，应该不足为过。

虽然鲍鱼、鱼翅等营养价值较高，但是，并非适合所有人，犹如餐宴一样，享受学术之宴也很有一番讲究。

与大家分享一个真实的故事。有一天，南京一位知名上市公司的总裁盛情邀请我参加一个晚宴。

席间，他问了我一个问题：国外的医术是不是比中国先进？瑞士的干细胞疗法是不是很神奇？

因为我没有接受过瑞士的干细胞治疗，所以，对此没有话语权，我个人对这个疗法的认识仅限于“一纸”——只是有几次在航空杂志上看到过相关的“一纸”广告。

正当我准备回答他的问题的时候，他进一步解释，“上个月，我的一位好朋友就坐在你今天这个座位，他已超过50岁，但是，看起来很年轻，因为他去瑞士接受过干细胞治疗……”

“您的这位朋友，他的心态是不是很平和？他的家庭是不是很幸福？他的爱情是不是很美满？”我反问了几个问题。

他毫不犹豫地回答：“是的。”

“他的外表看起来很年轻，可能是由于接受干细胞治疗这个因素导致的，更可能是干细胞治疗、家庭、爱情、事业等多个因素共同作用所造成的。”听完我的回答，这位优秀的总裁先生好像有所感悟，沉默了片刻。

虽然这个系列图书，从筛选图书，到翻译和校对，再到出版，整个环节中，层层把关，但是，我们无法保证其内容一定就适合您。希望您在阅读这个系列图书的过程中，能够时刻保持清醒的头脑、敏捷的思维和独立的思考，去其糟粕，取其精华，通过不断学习消化和吸收合适的营养，从而提高和超越自我的知识结构。

开卷有益，思考无价，是为序。

**汪道远**

AME出版社社长

# 前言

《膝关节置换工具书——全膝关节置换与翻修技术》一书已被确立为外科医师施行膝关节置换术的快速参考书籍。在完成了《全膝关节置换外科技术》这本专著之后，我们回顾并提炼了所有资料。我们选择与手术技术直接相关的章节，例如手术器械、畸形矫正、植入物选择、关节置换翻修术和并发症处理。我们所选的章节都基于其原有格式，是对当下重要话题的极好总结。这些技术都是最新的，并且本书的形式有利于读者在最短的时间内获取具体信息。本书可作为医学生和年轻医师学习全膝关节置换专业技术的宝贵助手。

**Giles R. Scuderi, MD**
**Alfred J. Tria, MD**

**译者：雷鹏飞**
中南大学湘雅医院，骨科，医师，医学博士

# 目录

# 第一章　基本原则

**Giles R. Scuderi**

在初次全膝关节置换术中，无论植入的是后交叉韧带保留型假体还是后交叉韧带替代型假体，影响临床效果的是手术技巧。遵循手术操作的基本原则是获得良好疗效的保证。

初次全膝关节置换术的目标是通过稳定的假体重建正常的下肢力学轴线(图1-1)。这需要通过截骨和软组织平衡实现。股骨假体在冠状面应有5°~10°的外翻角，在矢状面可有0~10°的屈曲。胫骨截骨应与其在冠状面的轴线成90°±2°夹角；在矢状面，后倾取决于假体的设计，但是似乎应优先选择重建胫骨平台的后倾角。

不考虑假体设计，初次全膝关节置换术中有三种基本的截骨方法：胫骨近端截骨、股骨远端截骨、股骨后侧截骨(图1-2)。每一处截骨都对关节置换有着不同的影响(表1-1)。通常情况下，截骨量应与植入假体的厚度保持一致。胫骨近端的截骨可同时影响屈曲间隙与伸直间隙，截除的部分由胫骨假体代替。胫骨切除的骨量越大，胫骨组件越厚。股骨远端截骨影响伸直间隙。通常应以股骨髁未累及侧或正常的一侧为标准截去9~10 mm，而在内翻膝中往往选择外侧髁为标准。这种截骨等量于股骨假体的理念可以帮助实现关节力线的重建。股骨远端截骨过多会导致伸直间隙大于屈曲间隙，造成膝反弓，而截骨过少则会导致屈曲挛缩。股骨后方的截骨可选择性影响屈曲间

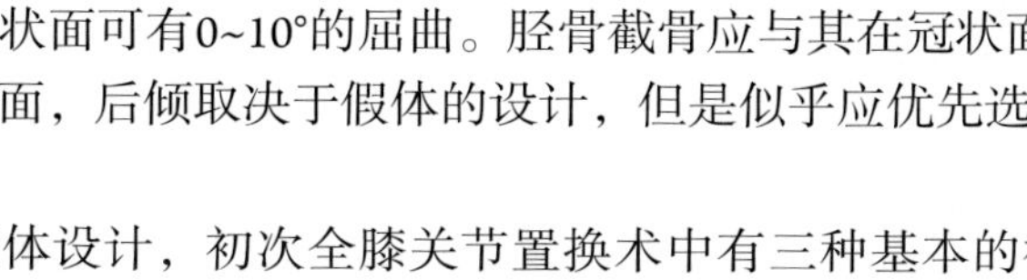


**图1-1　全膝关节置换术的目标**

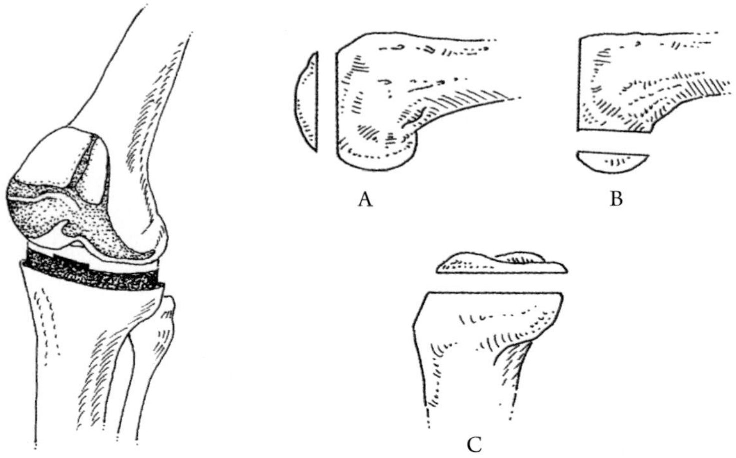


**图1-2　初次全膝关节置换术的三种基本的截骨方法**

| 表1-1　关节置换的目标 |
| --- |
| 1. 恢复机械轴 |
| 2. 恢复关节线 |
| 3. 平衡软组织 |
| 4. 平衡屈伸间隙 |
| 5. 重塑髌股关节力线及力学 |

隙。如果屈曲间隙大于伸直间隙，就会出现后屈曲不稳定。一般建议截骨量应根据植入物的尺寸厚度来决定。

还有第四种似乎较少被注意的截骨方法，即股骨前方截骨，它同时影响屈曲间隙和髌股关节。股骨前方截骨量取决于股骨的大小和前后放置截骨导板的位置。股骨前方截骨不足可由于股骨假体过大，或者后方截骨过多导致本来尺寸合适的假体前移。这会造成髌股关节过紧，可能导致活动受限及髌股功能障碍。相反，股骨前方截骨过度，可能会造成股骨远端骨皮质形成切迹。

用于纠正成角畸形的韧带松解技术，会在本书的另一部分进行探讨，但基本原则会在此被重点关注。对于内翻畸形，内侧软组织松解包括松解内侧副韧带深层、后内侧角(包含半腱肌)，以及内侧副韧带浅层。纠正外翻畸形倾向于有序地松解后外侧关节囊、髂胫束，以及外侧副韧带。为了维持屈曲稳定性，尽量保存腘肌腱的完整性。无论何种畸形，软组织平衡都是重建膝关节正常力学轴线的关键。

最重要的在于建立相等的屈伸间隙(图1-3)。前后方稳定性取决于屈曲和伸直间隙的平衡。这些间隙受股骨假体、屈曲间隙不对称、屈曲挛缩、后交叉韧带松解等因素的共同影响。每个因素都通过不同的方式影响着膝关节。排除假体设计因素，不能处理好这些问题可能会导致关节后脱位或半脱位。有一个错误的观念是：适当的软组织松解使力线在伸直时恢复平衡，可以确保屈曲位的稳定性。只有评估了每一种变量后，我们才可以更好地理解它们的影响。

股骨假体要与股骨的前后尺寸相匹配是一直以来被推荐的原则。当股骨试模尺寸处于两号之间时，最好取小一号的假体。在这种情况下，如果是一个前参考系统，则容易导致股骨后髁截骨更多进而增大屈曲间隙；然而参考系统会切除更多的股骨前方骨量，造成前方切迹(图1-4)。理想的参考系统要能够区分开前后髁两侧的额外截骨。股骨远端截骨轻微地屈曲可以防止前方出现切迹，并允许股骨前方与假体匹配。通常在股骨远端较宽、且前后方的尺寸比大一号的股骨假体小1~2 mm的情况下，选择大一号的股骨假体可能更可取。

股骨假体外旋也是一直广受推崇。保持一定角度的假体外旋是必要的，无论是以后髁作为参考预设3°外旋还是以通髁线为标准。股骨通髁线对于设定股骨假体旋转度是一个可靠且可重复的骨性标志。软组织平衡之后，根据通髁线置入股骨假体可以形成一个平衡的矩形间隙。除了对髌骨轨迹的影响，必须要避免股骨假体的内旋，因为这样会造成屈曲间隙的不对称。不对称会形成一个梯形的屈曲间隙，造成内侧过紧而外侧松弛。

屈曲间隙的不对称也与外翻畸形的过度松解有关。本书的第四章会介绍用于纠正外翻畸形的诸多技术。虽然完全松解外侧支持结构可以纠正伸直轴线，

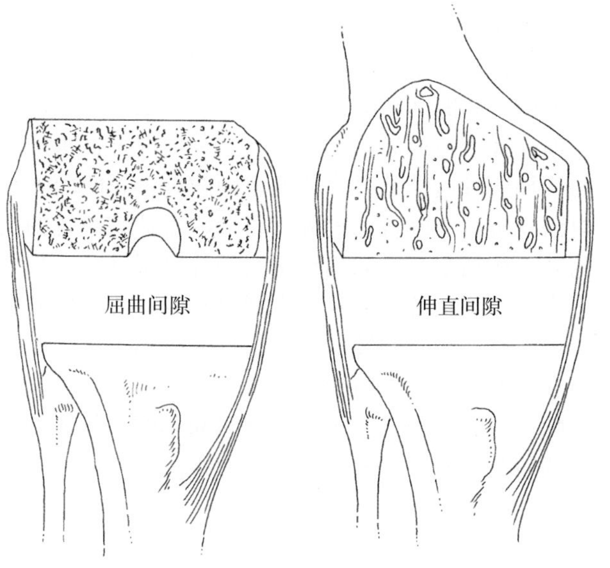


**图1–3　屈伸间隙必须平衡**

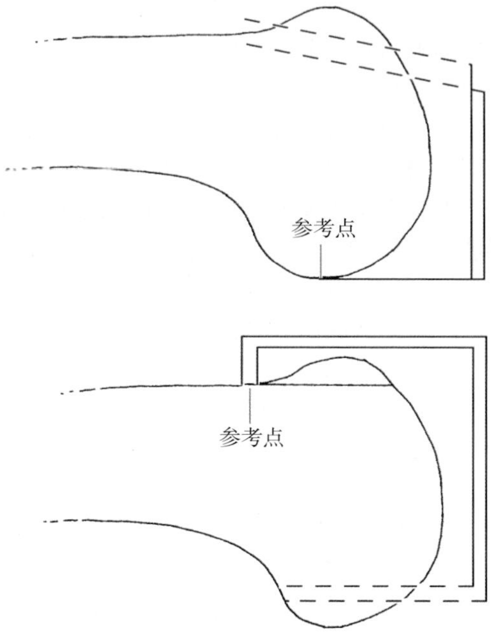


**图1–4　股骨截骨测量可以以股骨后方或前方作为参考，当股骨测量在两号之间时，后参考点可导致前方截骨出现变化，而前参考点会导致后方截骨出现变化**

但是过度松解会造成屈曲间隙的不对称，使得外侧间隙大于内侧的梯形间隙。纠正外翻畸形要有先后顺序，延长外侧软组织还要尽量维持屈曲稳定。

对一个术前存在屈曲挛缩的膝关节进行股骨和胫骨标准截骨后，可能会存在屈伸间隙不平衡。屈曲间隙会大于伸直间隙。虽然有人建议使用较薄的胫骨聚乙烯垫片，但这样会造成屈曲不稳定。这种情况下，正确的处理方式是松解后方关节囊和增加股骨远端截骨，使伸直间隙等于屈曲间隙。

最后，对髌骨进行正确合适的处理可以改善伸膝装置的功能以及减少并发症。对髌骨的处理包括了与前方皮质平行的等量截骨，髌骨与假体的总厚度最好和原髌骨本身的厚度相等。尽管提倡股骨和胫骨假体偏外侧放置，但髌骨假体还是应该尽量内移。髌骨轨迹的评估根据“no thumbs”原则来判断。处理髌骨的细节还会在后面的章节进行讨论。

遵循以上的这些基本原则，无论是面对简单的病例还是复杂的病例，我们都可确保患者的膝关节置换术具有良好的效果。

译者：雷鹏飞，中南大学湘雅医院，骨科，医师，医学博士

# 第二章　全膝关节置换术中的手术器械

Alfred J. Tria, Jr.



## 1　简介

20世纪70年代初，美国特种医院最早开展全膝关节置换术，并强调了韧带平衡及膝关节力线的重要性[1]。随着聚甲基丙烯酸甲酯骨水泥在关节置换领域的应用，假体的固定方式这一难题得到了解决，并使得假体的设计有了长足的发展。尽管膝关节假体的设计不断被改良，然而手术器械的设计却有些跟不上发展的步伐。导致这种问题的原因是由于研究者们一直把研究重点放在如何设计出更符合解剖和生物力学的假体上，以期在这种新型的固定方式下，假体的早期松动发生率能够降低，并能增加膝关节的活动度。同时研究者也认为，膝关节假体植入技术并不是影响膝关节置换手术疗效的核心问题。因此，手术器械的设计远落后于假体设计，以至于在假体应用的初期，相关手术器械尚未被设计出来。

20世纪80年代，膝关节假体的设计更加精细，并出现了生物型假体的概念[2]。为了增大假体与骨的接触面积，生物型假体的截骨要求更高，这对手术器械也提出了更高的要求，需要假体和器械设计共同发展。毫无疑问，膝关节置换手术的疗效取决于合理的假体设计和精细的手术技术。依靠“外科医生的眼睛”来确定假体位置的方法不再令人接受，假体和手术器械的设计同样重要。

## 2 手术器械设计的基本原则

### 2.1 胫股力线

良好的膝关节整体力线需要保持5°~10°的解剖外翻，具体由股骨和胫骨在关节冠状面上的位置确定。关于膝关节假体定位主要有两种观点[3-4]。大多数学者认为假体定位应参照下肢机械轴，胫骨截骨垂直于胫骨干长轴，股骨截骨平行于股骨机械轴(即从股骨头中心到膝关节中心及踝关节中心的连线)。另有学者认为应参照下肢解剖对线关系，在参照下肢机械轴的基础上，同时考虑胫骨平台存在的轻度内倾。其中胫骨截骨依据解剖关系(即2°~3°内翻截骨)，股骨截骨在平行于股骨机械轴的基础上增加2°~3°。Hungerford和Krackow推崇这种截骨方式，认为其能更好地恢复膝关节的解剖关系(图2-1)。

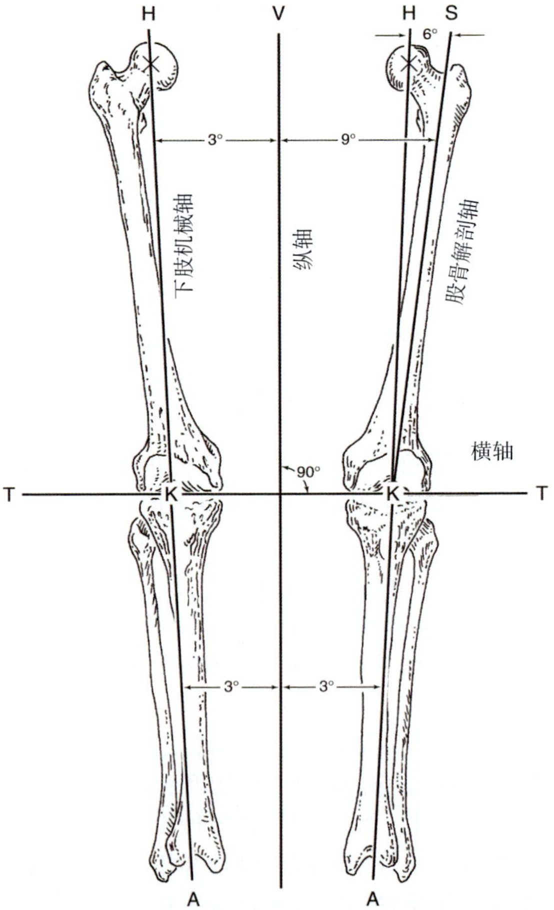


图2-1 左图，下肢机械轴；右图，股骨解剖轴

## 2.2 股骨假体

前述讨论只涉及股骨和胫骨在冠状面上的角度关系。而手术过程中必须保证所有假体在矢状面、冠状面和水平面均位置良好。其中，股骨假体安放位置应位于股骨远端中央，外翻4°~ 6°，外旋3°~4°，同时不能过伸或过屈。

股骨假体的外翻角可以参考股骨干。前后位置及外旋可以参考股骨后髁连线、股骨干前皮质、股骨髓腔、股骨上髁和屈曲间隙。上述所有参考标志均存在个体差异。股骨后髁易于定位。但是在膝关节内翻或外翻畸形的情况下，股骨内侧髁(内翻时)或外侧髁(外翻时)会出现缺损。在这种病理情况下测量出的股骨前后径将比真实值小，如果此时仍以股骨后髁连线作为截骨定位标志，股骨假体将会出现内旋(外翻畸形时)或外旋(内翻畸形时)(图2-2)。股骨干前皮质作为定位标志可靠性高[5]。由于股骨外侧髁比内侧髁高，外科医生必须在两

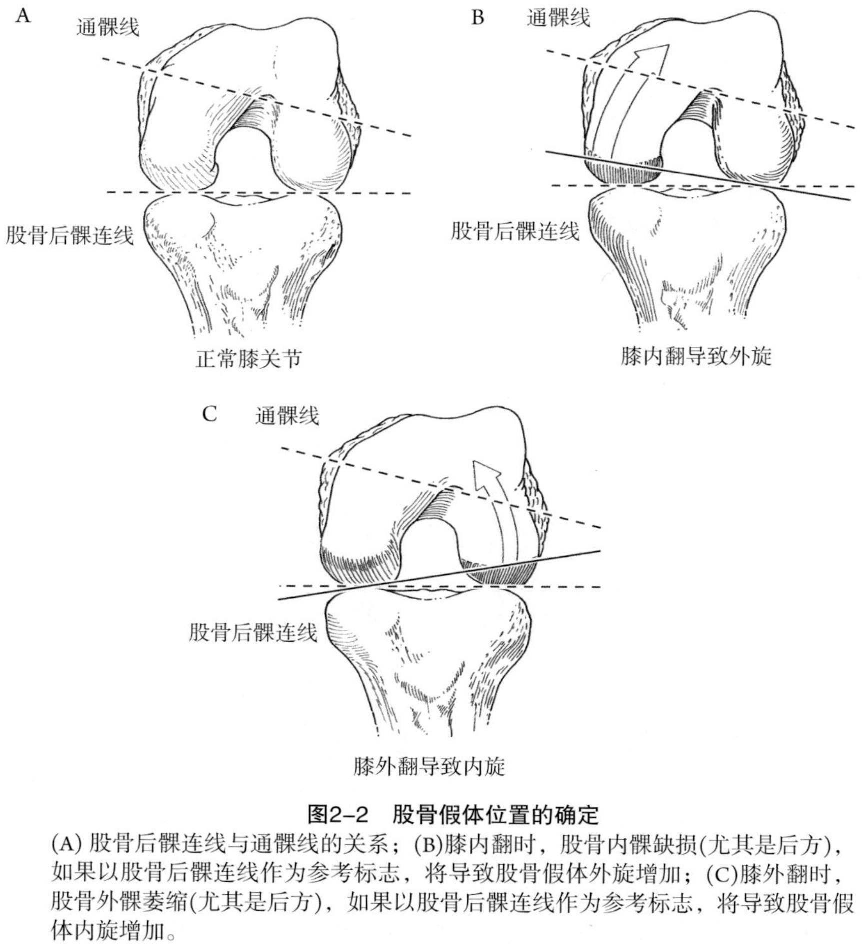


**图2-2 股骨假体位置的确定**

(A) 股骨后髁连线与通髁线的关系；(B)膝内翻时，股骨内髁缺损(尤其是后方)，如果以股骨后髁连线作为参考标志，将导致股骨假体外旋增加；(C)膝外翻时，股骨外髁萎缩(尤其是后方)，如果以股骨后髁连线作为参考标志，将导致股骨假体内旋增加。

者之间选择参考标准。如果股骨前髁截骨减少，将增加髌骨到膝关节旋转中心的距离，从而导致髌股关节压力增加。股骨假体位置的前移也会增加屈曲间隙。如果股骨前部截骨量过多，将会出现股骨切割现象。1~2 mm的缺损影响不大，然而较深的缺损将增加股骨髁上骨折的风险。如果所有股骨截骨均以股骨干前皮质作为参考，在不考虑植入假体型号的情况下，使用较小的假体将导致屈曲间隙的增加，甚至可能大于伸直间隙，且会增加不必要的截骨。使用较大的股骨假体将会出现屈曲间隙的减少，将不能保持与伸直间隙之间的平衡(图2-3)。

股骨髓腔是一个稳定的参考标志，尤其是在存在明显骨缺损及骨性标志缺失的翻修术中。股骨髓腔有助于假体前后方向定位及股骨远端外翻截骨。如果股骨髓内定位杆的长度能够到达股骨峡部，那么其定位准确性就会非常高。如果髓内杆的直径能够增加到同时接触股骨内外侧皮质，其定位精度则会更高。但是，股骨髓腔并不是良好的旋转定位标志。

股骨髁的连线即通髁轴在假体的旋转定位方面非常有意义。但股骨髁的位置很难确定，尤其是股骨内上髁[6-7]。Rubash通过解剖研究分析股骨通髁线和股骨后髁连线，结果表明两者彼此关联[8]。股骨通髁轴是一种可重复性好的定位标志，其定位类似于股骨后髁，仅和解剖特征相关。通过股骨通髁线确定假体旋转，使假体平行于股骨通髁线。外科医生不应该混淆股骨假体旋转定位和以胫骨假体作为参考的屈伸间隙平衡这两个概念。屈伸间隙平衡技术是一个完全独立的问题。股骨旋转定位的屈曲间隙平衡技术是参照已经在屈曲位获得良好

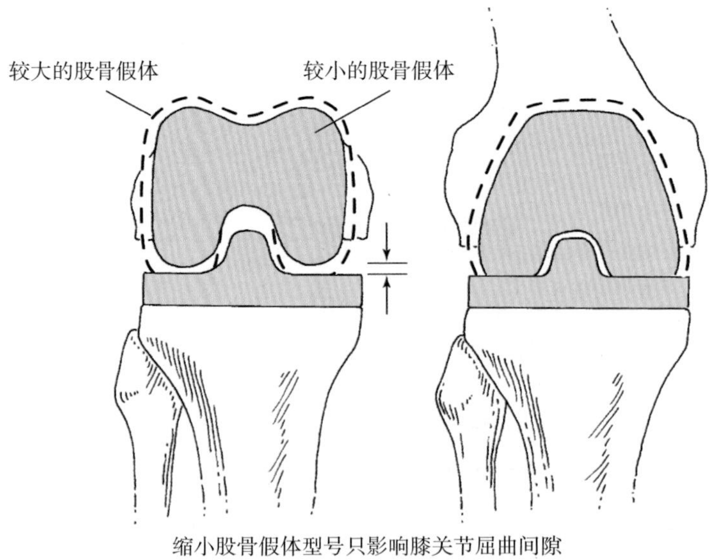


**图2-3 股骨假体型号影响膝关节屈曲间隙，对伸直间隙无明显影响**

侧副韧带平衡的胫骨截骨面。胫骨截骨完成后屈曲时膝关节松弛，经过侧副韧带平衡及股骨后髁截骨处理后，最终形成一个矩形空间(图2-4 )[9]。这种技术可以保证膝关节屈曲时韧带的平衡，但如果存在侧副韧带异常的紧张或松弛，将会出现股骨旋转不良，从而影响髌骨轨迹。

股骨假体的旋转对位同时影响髌骨轨迹和膝关节屈曲时侧副韧带的平衡。股骨假体的滑车沟槽必须与髌骨相适应，且在屈曲至伸直的过程中始终维持正常的接触。股骨假体的内旋将使髌骨在股骨沟槽上的轨迹外移。同时内旋也将使屈曲间隙内侧紧张及外侧松弛。股骨假体的外旋有利于维持正常的髌骨轨迹，然而，如果外旋过度，将导致髌骨轨迹内移，屈曲间隙内侧松弛及外侧紧张。

## 2.3 胫骨假体

类似于股骨假体，胫骨假体也必须被视为一个单独的组件。大多数情况下，胫骨截骨在冠状平面垂直于胫骨轴，除非胫骨假体自带3°或4°的内翻。在矢状面上，胫骨截骨通常是垂直或轻度后倾的，通过股骨假体在胫骨平台表面的后滚机制，进一步改善膝关节的屈曲活动度。许多膝关节假体的聚乙烯衬垫存在轻微的后倾，因此可直接垂直于胫骨截骨。如果聚乙烯衬垫存在后倾，其厚度从前至后会逐渐变薄。聚乙烯衬垫的厚度最薄时可达临界厚度6 mm甚至更低。因此，一些假体可以通过胫骨截骨实现胫骨平台的后倾，然后再植入前后厚度均匀的聚乙烯衬垫，从而避免改变聚乙烯厚度的问题。

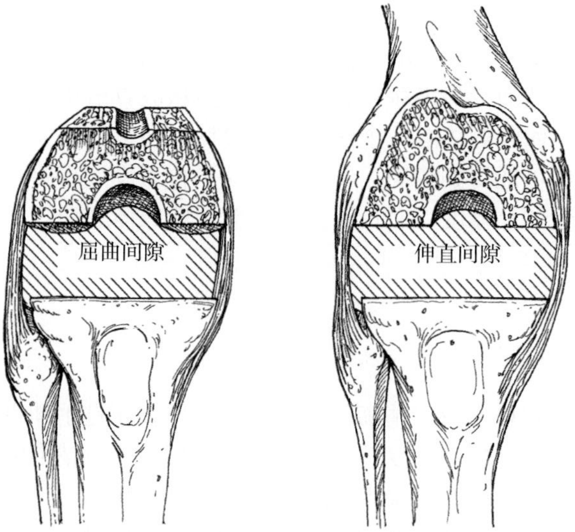


**图2-4　屈曲时侧副韧带平衡后，平行于胫骨近端行股骨后方截骨，形成一个矩形空间，同时检查屈伸间隙**

以胫骨结节为参照，胫骨假体也必须在水平面上旋转对位[6-7]。胫骨的旋转对位相对较简单(图2-4)。胫骨结节是主要的参考标志。大多数膝关节假体系统以胫骨结节为基础进行胫骨旋转定位，除非出现胫骨结节明显的内移或外移，其中胫骨结节内移非常少见。在胫骨结节解剖学异常的情况下，胫骨假体的旋转定位依据膝关节屈曲状态下的股骨假体，然后再以伸直状态作为参考，从而检查膝关节全范围的活动度。当胫骨结节明显旋转时，假体的旋转定位将会非常困难。如果胫骨假体内旋，髌骨随髌韧带移动，倾向于向外移动。如果胫骨假体外旋，髌骨轨迹将更加居中，但是胫骨和股骨将不能解剖对位，这种旋转扭矩可能导致假体的松动或磨损。

### 2.4 髌骨假体

随着膝关节表面置换技术的提高，最后一个需要攻克的难题是髌股关节。无论胫骨及股骨假体的位置如何，在膝关节屈伸活动中髌骨必须始终位于股骨沟槽中间。有时需要通过软组织松解和/或胫骨结节截骨使髌骨位于股骨假体沟槽中[10-11]。髌骨的厚度已成为关注的焦点，手术器械的发展有利于解决这一问题。虽然目前相关文献不多，但大多倾向于通过髌骨置换来减小原有髌骨的厚度。髌骨厚度变薄使得关节假体更加接近膝关节旋转中心，从而能够减少关节表面应力，并有利于减少磨损和骨折。大多数外科医生赞成保留至少10 mm的原髌骨床。髌骨截骨应平行于前皮质表面，且假体和髌骨总的厚度应该等于或小于原髌骨厚度。髌骨也可以偏心安装在截骨床上。虽然作者认为髌骨应置于截骨床的中央位置，然而，一些研究认为髌骨内移有利于获得一个更好的髌骨轨迹。

如果髌骨假体是多面型的，假体对线变得愈加重要。髌骨的轨迹应该位于股骨滑槽中央；然而，如果髌骨假体的接触面从股骨滑槽中旋出，可能会出现假体扭转。如果髌骨假体有一个活动表面设计，使得在膝关节运动过程中发生旋转，上述问题可能得到解决。但是，活动平台型设计需要一个金属基板，这通常会增加髌骨的总厚度，而且还会增加应力即假体磨损。

## 3 手术器械

### 3.1 截骨器械

早期膝关节置换术没有精细的截骨模块指导，而是手动直接截骨。随着电动工具的引入，截骨的可重复性更好，外科医生要求更精准的截骨导向。由于截骨模块的产生，外科医生依据其提供的支撑及导向进行精准截骨(图2-5 )。然后就有了限制锯片的截骨槽的产生，它能防止锯片随意摆动。截骨槽能最大限度地保证截骨的精度。接下来，便出现了截骨框架的概念。通过截骨槽的限制，这种截骨框架结构允许多次截骨。其优点在于能同时完成多个部位的截骨(图2-6)。过多的模块和截骨槽会导致截骨精度的下降。这种复合框架结构可以避免繁琐的步骤，简化截骨过程，因此能增加截骨的精度。接着就有了往复锯的应用，它的应用进一步消除了震荡锯片产生的摆动，降低了截骨块的表面温度，控制了截骨深度。迄今为止，这种卡槽限制下的锯片截骨仍是膝关节置换术中截骨的金标准。本文作者倾向于使用截骨框架限制下的旋转锯片截骨，这些设备未来仍具有很大的改进空间。

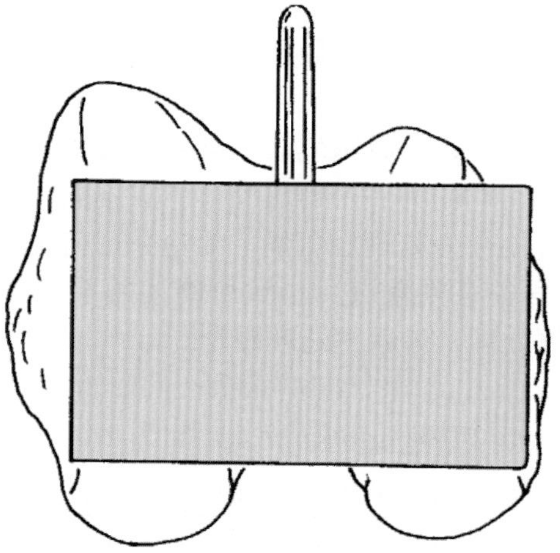

图2-5　在合适的旋转定位基础上，股骨截骨模块固定于股骨远端关节面

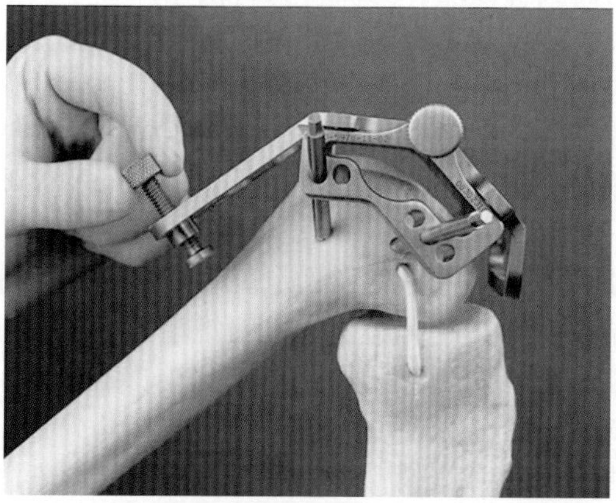

图2-6　髓外定位框架结构定位于股骨远端，在一次定位的基础上可完成所有截骨操作

虽然激光在其他方面取得了很大进展，但开放性膝关节手术中仍不建议采用激光设备。最常用的止血方式仍是电凝止血。同时，电动工具截骨的精度令人满意。

已有一些研究试图将机械手臂应用于膝关节手术，随着手术器械精度的不断提高，未来这种方式可能会更加受欢迎。目前常用的骨性标志很难被机械手臂所运用。可能当这些标志变得越来越精准时，再使用这种方式会更合适。

## 3.2 器械设计

选择何种解剖参数进行膝关节假体的对线及平衡，将明显影响所设计出来的器械类型。前面重点讨论了不同假体的各种参数。

在膝关节手术过程中，外科医生必须既要把股骨、胫骨和髌骨作为单独的实体，同时又要把它们作为一个有机整体。在不同的手术方法中，可能会先处理股骨侧，也可能会先处理胫骨侧。无论采用何种方法，总的目标和原则相同，但手术过程各有侧重点。本章所阐述的手术将先从胫骨侧处理开始，然后进行股骨侧处理，最后再处理髌骨。

## 3.3 胫骨侧处理

胫骨侧处理的手术器械是根据髓内或髓外定位的。由于胫骨干及踝关节体表标志明显，胫骨髓外定位非常可靠。除了病变严重的翻修病例，胫骨结节和腓骨头通常可用做定位标志。依据目前所用的截骨系统，胫骨初次截骨通常垂直于胫骨干伴轻微后倾。胫骨截骨模块分为两类，一种为能够将摆锯片置于其内部的槽内截骨模块；另一种为将摆锯片置于其上方的槽外截骨模块。槽内截骨模块能够控制摆锯的活动范围但会导致后方的截骨面的视野不良。槽外截骨模块在增加手术视野的同时也增大了截骨的误差。胫骨截骨槽可以允许成角度截骨以容纳胫骨托假体。电动旋转锯片在膝关节截骨方面应用广泛。这些器械在截骨过程将会产生大块的骨碎片，这使得采用槽内截骨将导致手术视野不佳。

胫骨初次截骨同样可采用髓内胫骨定位系统。但是胫骨髓腔过窄，胫骨干弯曲或胫骨近端表面异常使得髓内定位困难增大。Simmoms通过研究探讨髓内定位的准确性，结果表明对于内翻膝其定位准确性为83%，而对于外翻膝其准确性仅37%[12]。定位困难最主要的原因是胫骨弯曲，其出现在66%的外翻膝中。因此他建议术前拍摄胫骨全长片，或者对膝外翻畸形患者同时加用髓外定位以检测其定位是否正确(表2-1 )。综合文献，髓内或髓外定位器械的准确性一致，然而，对于膝外翻畸形，髓内定位效果差。

## 3.4 股骨侧处理

膝关节置换术中股骨侧的处理更加复杂。由于大腿肌肉覆盖，股骨近端止血带的应用及肥胖发病率的增加，使得术中股骨可见性差，不易体表定位。股骨头体表定位困难，通过髂前上棘也很难进行股骨远端手术定位。另外，股骨干还存在生理性前屈，甚至内翻。已有多项研究评估股骨侧髓外或髓内定位的准确性(表2-2)[13-22]。目前大多数研究认为髓内定位效果更佳。1988年，Tillett和Engh比较了髓内定位和髓外定位股骨远端截骨的效果，结果表明这两种定位无显著差异[13]。髓外定位时，需预先通过影像学检查明确股骨头的体表定位，因此耗时相对较长，而髓内定位更加方便快捷。上述研究者随后又发表了一篇关于髓外定位及髓内定位比较的文章，结果表明髓内定位的准确性为87.5%，而髓外定位的准确性仅为68.8%[15]。他们认为导致这种差异的原因是由于影像学测量精度的提高。同时，他们也指出髓外定位结果的个体差异更大。

如果股骨髓腔非常大，插入的髓内定位杆可能出现内翻或外翻。Bertin进行了这方面的研究，结果表明加长加粗的髓内杆有助于防止这种差异的产生(图2-7)[23]。一旦股骨髓内杆安放位置合适，便可通过截骨重建下肢生物力学轴。具体的截骨方案依据术前下肢站立位全长片或术中影像学检查确定。尽管髓内定位设备不断改良，仍建议术中再次行髓外检查确定假体位置。此研

**表2-1　文献报道胫骨髓内及髓外定位精度比较**

| | 髓内定位 | 髓外定位 |
|---|---|---|
| Manning[17] | 90% | – |
| Engh[15] | – | 82% |
| Brys[18] | 94% | 85% |
| Dennis[20] | 72% | 88% |
| Laskin[21] | 97% | – |

**表2-2　文献报道股骨髓内及髓外定位精度比较**

| | 髓内定位 | 髓外定位 |
|---|---|---|
| Manning[17] | 90% | – |
| Engh[15] | 87.5% | 68.8% |
| Cates[19] | 85.6% | 72% |
| Siegel[22] | – | >2° ~3° (不可接受) |

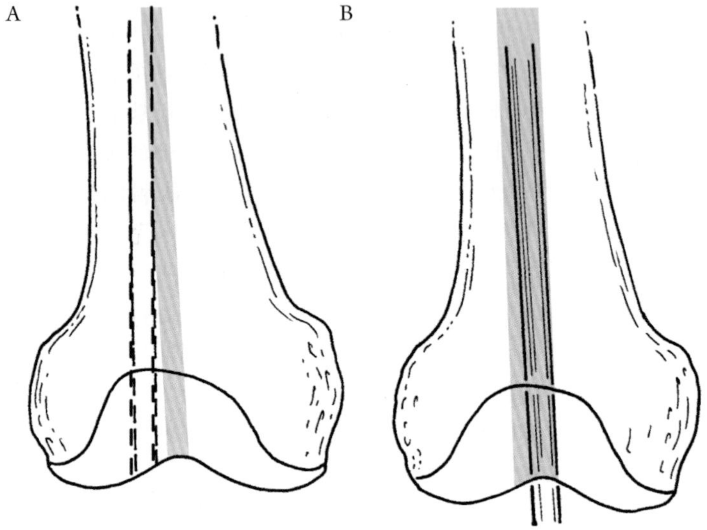


**图2-7　加长加粗的髓内杆有助于防止定位误差产生**

究者并不依靠下肢站立位全长片来评价下肢力线。对于内翻膝，采用髓内定位4°外翻截骨。对于外翻膝，髓内定位设置2°~ 3°外翻截骨。通过以上方法，术后X 线检查示胫股角维持在5°~ 10°外翻。在膝关节置换术中，采用这种粗略的定位方法可避免明显的假体对线不良。

髓内定位杆有助于防止股骨假体过屈或过伸。髓内参考可以直视股骨前后皮质，外科医师可依此确定股骨假体前后安放位置，从而为髌股关节与胫股屈曲间隙两者的相互关系提供最佳解决方案。

虽然髓内股骨定位杆似乎能解决大多数股骨假体安放位置的问题，但是股骨假体的旋转位置仍未解决。除了股骨畸形严重的情况，股骨上髁体表位置一般很明显。股骨上髁位置的确认已成为一个非常重要的问题。Insall通过新型器械为股骨上髁解剖提供独到见解，Rubash表明股骨内上髁中央存在凹陷，彻底清除其上覆滑膜后便可明确辨别[8]。其中央凹陷亦可通过同心圆法进行确认。Krackow认为股骨上髁可作为股骨旋转对位的参考标志[24]。Whitesides的研究明确了股骨沟槽的前后轴线，并指出了其与股骨上髁及股骨后髁连线的相互关系（图2-1）[25]。Rubash研究证实股骨后髁连线和股骨髁上连线两者之间的相关性[8]。

### 3.5 髌骨处理

髌骨表面截骨的器械设计仍处于研究早期。许多外科医生认为只要有一个电动锯片和一个经验丰富的术者，即可完成良好的髌骨表面截骨。手术经验是最宝贵的器械之一，截骨辅助器械只能帮助提高其准确性。髌骨截骨通常采用固定于卡槽内的摆锯或固定于截骨模块内的锯片。如果卡槽固定不稳，截骨时锯片就会摆动。亦有采用截骨器械包裹髌骨，然后采用旋转锯片清理髌骨表面。然而，这种操作设备有些笨重，截骨完成后髌骨表面比较模糊。髌骨面的修整必须尽可能精细，但迄今为止，尚无理想的解决方案。有研究者采用旋转锯片进行截骨，并在操作过程中可随时调整截骨角度以保证锯片始终处于正确位置，从而确保精细截骨 (图2-8)。

### 3.6 膝关节平衡

胫骨和股骨侧处理完成后，膝关节屈伸间隙也必须达到平衡。目前，软组织平衡的调节一般在膝关节完全伸直及屈曲90°的情况下进行。大多数膝关节置换系统并不包含处理或调控屈伸平衡的设备。由韧带而保持平衡的屈伸间隙可通过韧带紧张度检测设备进行分析。在过去，这种设备非常笨重，且测量准确性较手动测量无明显优势。Dr. Robert Booth发明了一种新的器械，可以评价膝关节从屈曲到伸直整个过程中的软组织平衡，并能进一步预测合适大小的股骨假体及胫骨垫片厚度(图2-9 )。该研究者已将上述仪器用于临床，并获得了早期成功。如果这种设备能进一步完善，则有利于我们更好地调控膝关节的屈伸间隙。

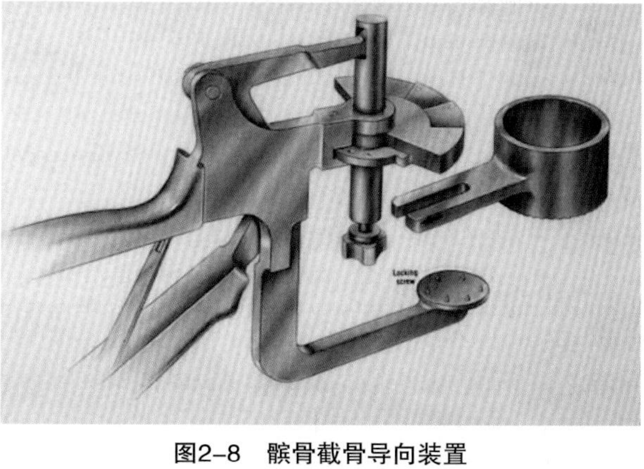

图2–8　髌骨截骨导向装置

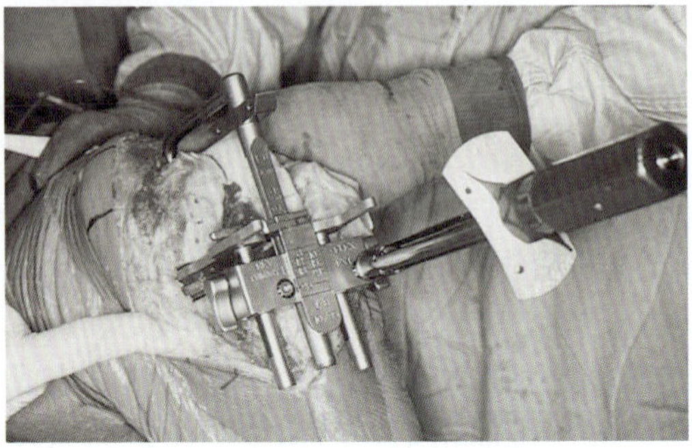

图2-9 新型膝关节软组织测量器

## 4 结论

膝关节置换手术的器械仍在不断完善。目前，大多数膝关节置换系统由两个独立的团队分别开发假体和手术器械。毫无疑问，手术操作越精准，术后效果越好，假体生存时间越长。

目前，髓外胫骨定位，髓内股骨定位，及参照髌骨原始厚度的髌骨表面处理是膝关节置换的标准处理方法。用于调控膝关节屈伸间隙平衡的器械尚处于研发早期。在不久的将来，各类器械所采用的参照或标志可能会发生变化，然而，基本原则不会因此而改变。

## 参考文献

[1] Insall JN, Scott WN, Ranawat CS. The total condylar knee prosthesis: a report of two hundred and twenty cases. J Bone Joint Surg. 1979; 61(A): 173–180.

[2] Hungerford DS, Kenna RV. Preliminary experience with a porous coated total knee replacement used without cement. Clin Orthop. 1983; 176: 95–107.

[3] Moreland JR, Bassett LW, Hanker GJ. Radiographic analysis of the axial alignment of the lower extremity. J Bone Joint Surg. 1987; 69(A): 745–749.

[4] Krackow KA. The Technique of Total Knee Arthroplasty. St. Louis, Mo: The CV Mosby Company; 1990: Chap. 4, page 87.

[5] Insall JN. Surgery of the Knee. 2nd ed. New York: Churchill Livingstone; 1993: Chap. 26, page 745.

[6] Lotke PA, Ecker ML. Influence of positioning of prosthesis in total knee replacement. J Bone Joint Surg. 1977; 59(A): 77–79.

[7] Jiang C-C, Insall JN. Effect of rotation on the axial alignment of the femur. Clin Orthop. 1989; 248: 50–56.

[8] Berger RA, Rubash HE, Seel MJ, Thompson WH, Crossett LA. Determining the rotational alignment of the femoral component in total knee arthroplasty using the epicondylar axis. Clin Orthop. 1993; 286: 40–47.

[9] Insall JN. Surgery of the Knee. 2nd ed. New York: Churchill Livingstone; 1993: Chap. 26, page 746.

[10] Wolff AM, Hungerford MD, Krackow KA, Jacobs MA. Osteotomy of the tibial tubercle during total knee replacement. J Bone Joint Surg. 1989; 6: 848–856.

[11] Whiteside LA, Ohl M. Tibial tubercle osteotomy for exposure of the difficult total knee arthroplasty. Clin Orthop. 1990; 260: 6–9.

[12] Simmons ED, Sullivan JA, Rackemann S, Scott RD. The accuracy of tibial intramedullary alignment devices in total knee arthroplasty. J Arthroplasty. 1991; 6: 45–50.

[13] Tillett ED, Engh GA, Petersen T. A comparative study of extramedullary and intramedullary alignment systems in total knee arthroplasty. Clin Orthop. 1988; 230: 176–181.

[14] Petersen TL, Engh GA. Radiographic assessment of knee alignment after total knee arthroplasty. J Arthroplasty. 1988; 3: 67–72.

[15] Engh GA, Petersen TL. Comparative experience with intramedullary and extramedullary alignment in total knee arthroplasty. J Arthroplasty. 1990; 5: 1–8.

[16] Whiteside LA, Summers RG. Anatomical landmarks for an intramedullary alignment system for total knee replacement. Orthop Trans. 1983; 7: 546–547.

[17] Manning M, Elloy M, Johnson R. The accuracy of intramedullary alignment in total knee replacement. J Bone Joint Surg. 1988; 70(B): 852–858.

[18] Brys DA, Lombardi AV, Mallory TH, Vaughn BK. A comparison of intramedullary and extramedullary alignment systems for tibial component placement in TKA. Clin Orthop. 1991; 263: 175–179.

[19] Cates HE, Ritter MA, Keating EM, Faris PM. Intramedullary versus extramedullary femoral alignment systems in total knee replacement. Clin Orthop. 1993; 286: 32–39.

[20] Dennis DA, Channer M, Susman MH, Stringer EA. Intramedullary versus extramedullary tibial alignment systems in total knee arthroplasty. J Arthroplasty. 1993; 8(1): 43–47.

[21] Laskin RS, Turtel A. The use of an intramedullary tibial alignment guide in TKR arthroplasty. The American J of Knee Surgery. 1989; 2(3): 123–130.

[22] Siegel JL, Shall LM. Femoral instrumentation using the anterosuperior iliac spine as a landmark in total knee arthroplasty. An anatomic study. J Arthroplasty. 1991; 6(4): 317–320.

[23] Bertin CB. Intramedullary instrumentation for total knee arthroplasty. In: Goldberg VM, ed. Controversies in Total Knee Arthroplasty. New York: Raven Press, Ltd., 1991; Chap. 18.

[24] Krackow KA. The Technique of Total Knee Arthroplasty. St. Louis, Mo: The CV Mosby Company; 1990: Chap. 5, page 137.

[25] Whiteside LA, Arima J. The anteroposterior axis for femoral rotation alignment in valgus total knee arthroplasty. Clin Orthop. 1995; 321: 168–172.

译者：曾敏，中南大学湘雅医院，骨科，医学博士

# 第三章　膝关节内翻畸形的内侧松解

**David J.Yasgur, Giles R. Scuderi, and John N. Insall**



## 1　前言

内翻畸形是全膝关节置换时最常见的畸形类型之一。其病理改变表现为内侧胫骨平台骨质丢失、内侧骨赘形成以及内侧副韧带、后内侧关节囊、鹅足以及半膜肌等软组织挛缩(图3-1)，外侧副韧带的拉伸也会随后发生。若内翻畸形合并屈曲挛缩畸形，则往往存在后方关节囊及后交叉韧带挛缩。

全膝关节置换成功与否以及假体寿命的长短与术后良好的下肢力线密切相关。一般来说，理想的下肢力线呈5°~10°的外翻[1]。尽管患者往往同时存在双侧内翻畸形，但我们仍然要将下肢维持在理想的力线上，而不用去考虑对侧的内翻畸形程度。进一步来说，理想的力线就是股骨假体和胫骨假体与胫骨长轴的成角分别为7°±2°外翻和90°±2°。

理想的下肢力线是通过软组织平衡以及假体位置的准确安放来实现的。如果力线不好，或者软组织没有平衡，会造成局部应力过大，假体承受的载荷增加，甚至可因假体松动或衬垫磨损导致人工关节翻修。因此，术者务必在每一步的软组织松解后都进行评估，既要防止松解不够也要预防过度松解。

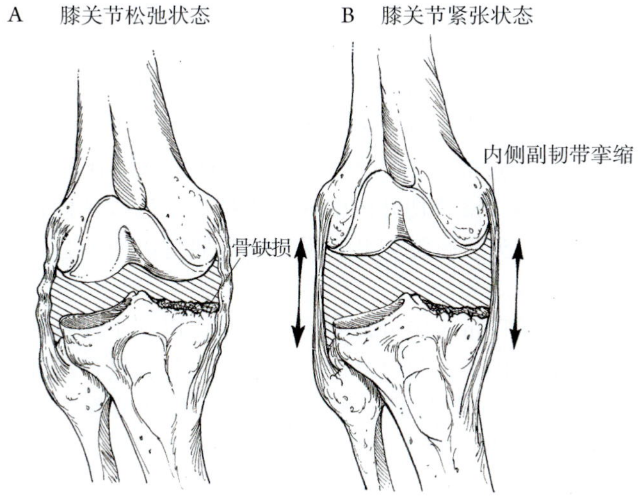


**图3-1 内翻畸形示意图**

内翻畸形常常由于内侧胫骨骨缺损以及内侧软组织挛缩引起。

## 2 术前计划

首先，进行详细的膝关节体格检查，仔细评估关节活动度、内翻畸形程度、屈曲挛缩程度、韧带的稳定性以及肌肉的力量。前交叉韧带缺失在退变的膝关节中常会遇到，但这并不增加全膝关节置换的难度。相反，后交叉韧带失效并不常见，但是内翻畸形联合屈曲挛缩畸形时，为了矫正力线，往往要求切除后交叉韧带，这时需使用后交叉韧带替代型假体。而对于特别严重的畸形，需要进行广泛的软组织松解，术者要考虑使用髁限制型膝关节假体。这种情况在外翻膝畸形时尤为多见。

术前的X线片评估同样非常重要，一般需要完善如下检查：膝关节站立正侧位片，髌骨轴位片以及双下肢全长片。通过轴位片了解髌骨轨迹，以明确术中是否需要行外侧支持带松解。术者还需要评估骨性缺损程度，根据情况提前准备好金属垫块或骨移植物。下肢的机械轴、股骨外翻角度以及畸形的程度是术前评估的重点。当采取髓内定位装置时，如果股骨远端截骨的外翻角度可以调节，那么基于对膝关节正常解剖以及畸形的了解，术者可以稍微增加股骨外翻截骨角度。对于严重畸形的病例来说，这样做能有效地帮助术者实现软组织平衡。

## 3 手术技术

### 3.1 入路

最常用的入路为膝关节前正中入路，切开皮肤后再行内侧髌旁支持带切开。对于大多数患者来说，这个切口足够暴露手术术野。而对于一些暴露困难的患者，比如患膝存在创伤后畸形或者低位髌骨的患者，前正中切口同样能方便延长进行股四头肌切开[2-3]或者V-Y成形[4]。该入路能同时显露内侧和外侧的关节支持结构，从而能够避免额外的手术切口。

膝正中切口一般经过髌骨的内侧1/3，注意切口远端在胫骨结节的内侧以避免术后形成疼性瘢痕。接着切开内侧髌旁支持带，远端延伸到胫骨结节内侧1 cm左右，近端沿股四头肌肌腱切开，保留部分肌腱以便缝合。松解外侧髌骨支持带后外翻脱位髌骨。

屈膝，切除前交叉韧带、内外侧半月板前角，以利于伸膝装置的外翻。为避免髌腱从胫骨结节上撕裂，将其从胫骨结节处带骨膜进行锐性分离。注意最多可以分离1/3的胫骨结节处骨膜。可以切除脂肪垫和滑膜来帮助暴露外侧胫骨平台。前正中入路在膝关节置换的所有入路中是最实用、功能最强大的。

## 3.2 内侧松解

为纠正内翻畸形，我们要采取循序渐进的内侧软组织松解步骤直至内外侧软组织平衡[5]。首先，伸直位锐性切开胫骨前内侧骨膜(图3-2)。用骨剥继续向内向后钝性分离，骨剥推离的位置大概在内侧胫骨平台下方3~4 cm处的胫骨干骺交界处(图3-3)。这里可以在内侧副韧带深部放置一个Hohmann拉钩，牵开内侧结构，便于骨膜下的松解(图3-4)。

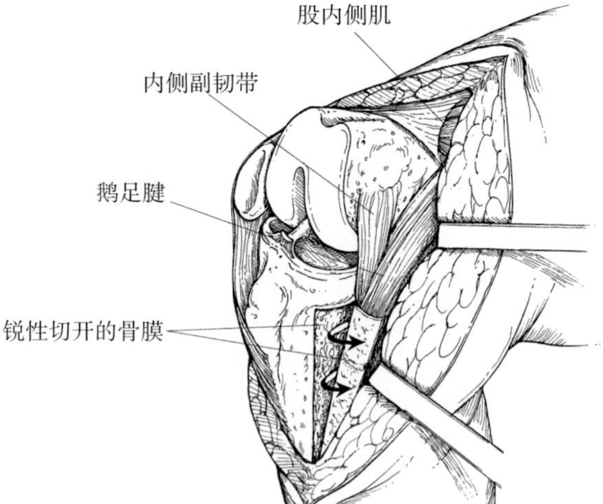


**图3-2　在胫骨前内侧锐性切开骨膜，骨膜下松解表层及深层的内侧副韧带，必要时还可松解鹅足腱**

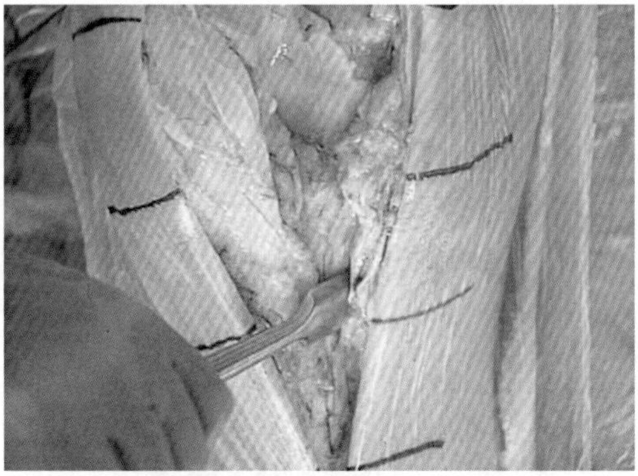

图3–3　用骨剥向后向内钝性分离

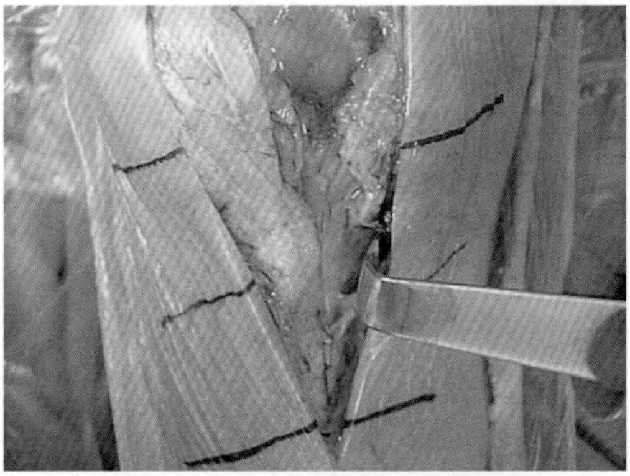

图3–4　用骨剥继续骨膜下松解

然后，置术膝于伸直位，用骨凿向下向后继续分离(图3-5)。完整的骨膜下分离要求直到胫骨平台下的6英寸。根据需要松解的程度，也可以部分分离或者完全分离鹅足腱。必要时，还能用骨凿在后内侧松解比目鱼肌止点。

接下来，内侧副韧带深层自胫骨松解，直到关节面水平。屈膝并外旋小腿，松解半膜肌止点，往往会有囊液从半膜肌的滑囊溢出(图3-6)。此时，胫骨后内侧已经能充分暴露(图3-7)。内侧胫骨的骨赘可顶起内侧软组织袖，使内侧副韧带功能性挛缩。切除内侧骨赘是内侧松解的最后一步。往往可以在安装胫骨假体试模后再切除骨赘，这样可以避免咬除过多的骨质。

过多的内侧松解并不常见，因为上述的松解技术保证了内侧副韧带没有被切断，而是与骨膜相连的连续性存在的软组织袖。松解完成后，伸直膝关节，并予以外翻应力，根据关节的张力来评估松解的效果。同样，术者也可以用撑开器撑开股胫关节来评估软组织平衡的情况(图3-8)。

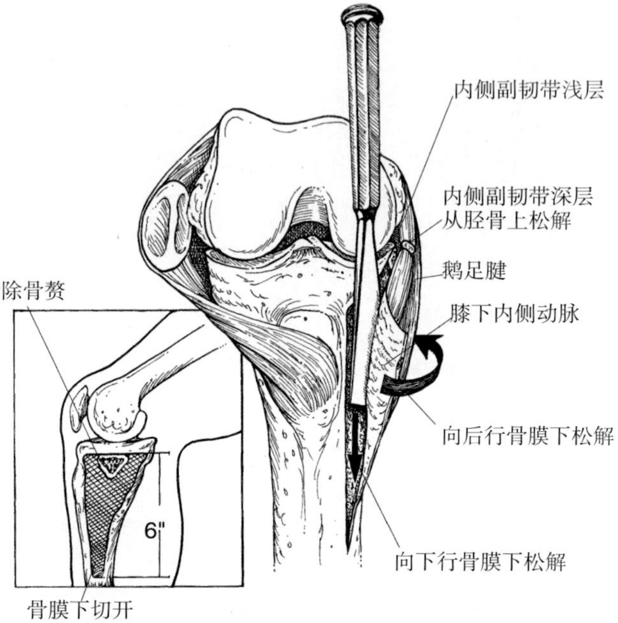


图3-5 骨赘向内向下松解

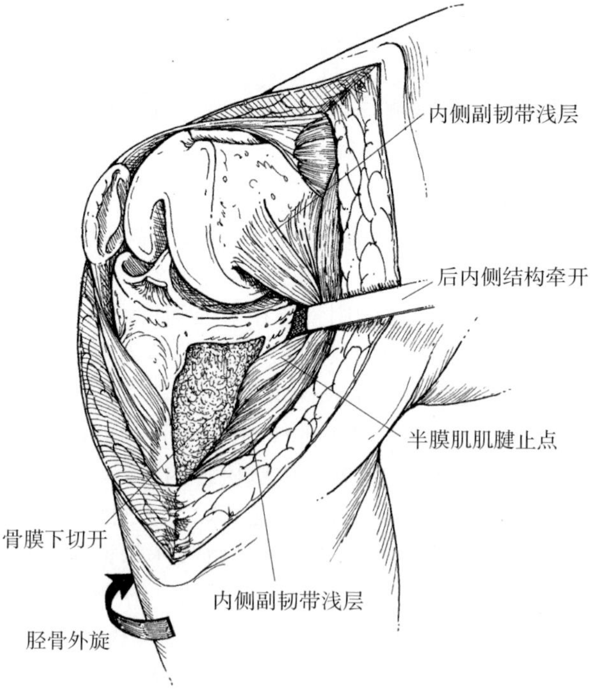


图3-6 胫骨外旋下松解半膜肌止点

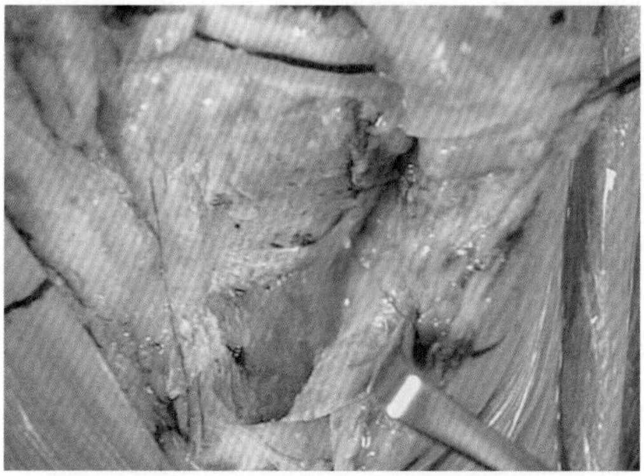

图3–7 半膜肌松解后暴露的胫骨骨面

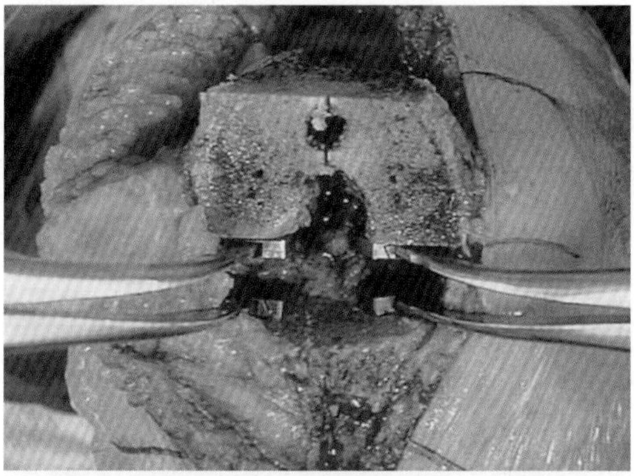

图3–8 撑开器可以用来评估软组织平衡情况

交叉韧带对于畸形的矫正有影响，一般需要切除。在一些严重内翻畸形的病例中，保留后交叉韧带导致了畸形矫正的失败。因此，尽管松解后交叉韧带并使用交叉韧带保留型(CR)假体非常具有吸引力，我们还是推荐切断后交叉韧带并使用后交叉韧带替代型假体。文献也有报道，后交叉韧带在置换CR假体后的膝关节中并没有功能，因为证据显示术侧膝关节的股骨能相对胫骨前移或者前滚[3,5]。除开影响内翻畸形的矫正，后交叉韧带存留还可能影响膝关节活动。比如，在屈膝时，后交叉韧带会影响股骨在平台上的滑动和滚动，或者使膝关节前方产生开书样效应。以上情况均会导致CR假体的松动[3]。

当内侧松解完成，膝关节力线良好时，我们开始标准的截骨操作。首先行髓内定位，股骨远端截骨。对于严重内翻畸形，可以稍微增加外翻截骨角度，便于软组织达到平衡。然后，测量股骨大小并选择合适的截骨模块。按照髁上连线来决定假体的旋转对线，并行股骨前后截骨[6-7](图3-9)。注意截骨模块的定位，后髁截骨量要适中，不能太多或太少；同样，股骨的前方也不能悬挂。

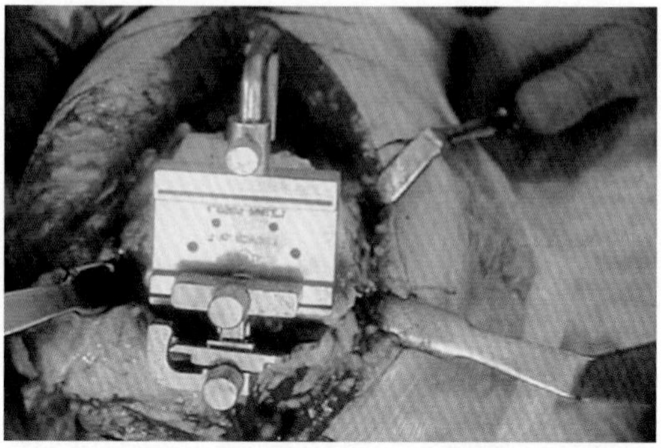

图3-9 股骨侧前后截骨板沿髁上连线放置并且包含了前参考和后参考的原则

截骨后，清理交叉韧带或半月板的残余组织以及髁间窝里的骨赘。此后，如有必要，还需仔细地清理膝关节后方的骨赘，因为它们会限制膝关节屈曲。可以用弯曲的骨凿来去除骨赘并松解后方关节囊(图3-10 )。这个方法对屈曲挛缩的患者尤其有效，同时由于松解了内侧腓肠肌，对于内翻合并屈曲挛缩的患者也同样有效。

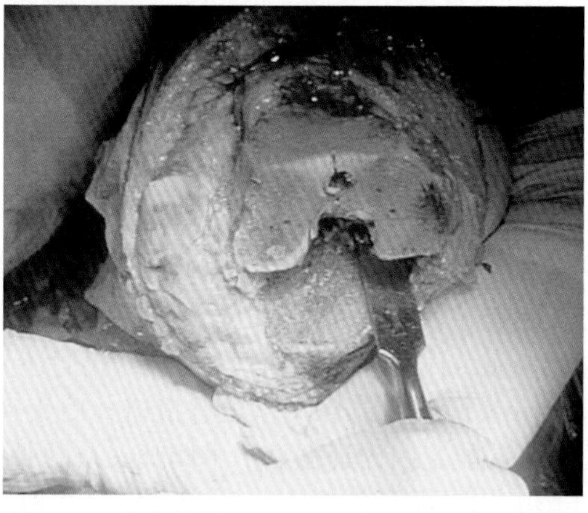

图3-10 弯曲的骨凿用来移除股骨后髁骨赘并松解后方关节囊

胫骨截骨是利用髓外定位的截骨板。截骨板与胫骨干的长轴相垂直，并与胫骨平台的后倾相符，在正常外侧平台的位置大约截去1 cm的骨质。千万不要为了消除内侧胫骨缺损而过度截骨，以外侧平台作为参考即可。

截骨完成后，利用屈伸位置的间隙来衡量软组织的平衡和下肢的力线。在软组织松解和截骨后，伸直间隙与屈曲间隙应该均为四方形并且内外两侧张力相等(图3-11)。有时，伸直间隙可能比屈曲间隙稍紧，这意味着需要股骨远端重新截骨。

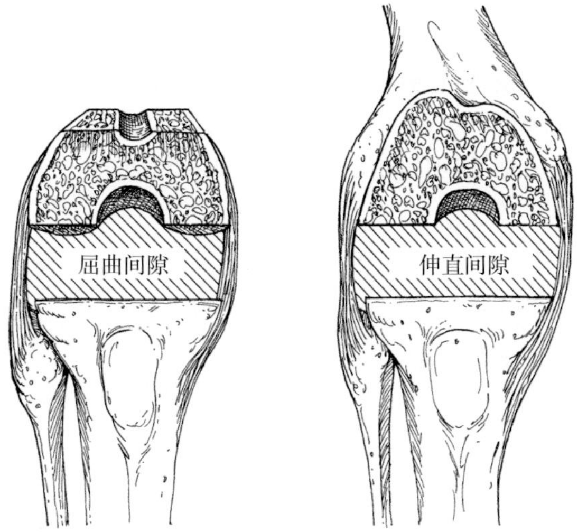


**图3–11　屈伸间隙是相等的，并呈四方形**

利用髁上连线来确定股骨假体的旋转对线是比较准确的方法，可以确保股骨假体外旋[6-7]。这种方法对于屈膝时的侧副韧带平衡也有帮助。要避免股骨假体过度外旋，过度外旋将导致屈曲间隙不对称。同样要防止股骨假体或者胫骨假体的内旋，避免引起髌股关节不稳定。

胫骨骨质缺损的处理在后面的章节中还将详细阐述。我们建议尽量靠外放置胫骨假体，这样可能会避免使用内侧胫骨垫块。

## 4　结果

本章介绍的这种内侧结构松解、软组织平衡，以及正常力线恢复的方法是可行的。不论是假体生存的数据[8-11]，还是临床或影像学随访的结果[1,12-13]，都证实了该方法纠正内翻畸形的效果是明确而持久的。

在一项长期随访中，作者报道了130例膝关节置换术患者[13]。其中，63例(48%)为内翻畸形，这里面有23例(18%)患者的内翻角度大于10°。在10~12年的随访中，88%的患者膝关节置换后有良好的功能。只有一例患者因为软组织平衡没有达到，导致内翻不稳再次出现。81%的患者在伸直位行侧方应力试验时，张开的角度小于5°。

一般会在完全伸直位检查侧方软组织的稳定性，因为屈曲时假体间不是完全对合，会产生一定的松弛。当按照上述方法仔细地松解内侧结构后，不要担心内侧过于松弛，因为内侧软组织并没有完全离断，而是与胫骨骨膜保持着连续性。

如前所述，在内翻畸形的膝关节置换中，笔者倾向于切断后交叉韧带并采用后交叉韧带替代型的假体。笔者坚信后交叉韧带保留将会限制内翻畸形的完全纠正，但也有学者发现常规的切除后交叉韧带并非必要，后交叉韧带保留型假体也能用于内翻畸形的患者[14]。然而，笔者依然觉得既要顾及内侧畸形的矫正，又要注意保证后交叉韧带的功能，这是非常困难的[5]。

## 5 并发症

在矫正内翻畸形的过程中，可能发生以下几种并发症，即胫股关节不稳、髌股关节不稳和胫骨结节撕脱。

### 5.1 关节不稳

在伸直和屈曲位均能产生膝关节不稳。不稳既可能是对称的，也可是不对称的。对称的伸直不稳常常是由于过多地切除了股骨远端，导致伸直间隙不能完全被假体填充所致。此时，若将半月板垫片加厚，又可能导致屈曲间隙过紧。比较好的方法是用金属垫块重建股骨远端。

不对称的伸膝不稳常是侧副韧带张力不平衡所致。如果内侧挛缩组织没有得到充分松解，或者不小心切断了内侧副韧带，均可能导致不对称的伸膝不稳，这时可能需要使用髁限制型假体。

不对称屈曲不稳定常见于股骨旋转对线错误。外翻截骨保证伸直间隙，外旋股骨假体保证了一个平衡的、四方形的屈曲间隙。我们推荐使用通髁线来确定股骨假体外旋[6-7]，以防止过度外旋或者内旋。

对称的屈曲不稳定多是由于股骨远端截骨不足所致。由于伸直间隙紧，我们选用偏薄的半月板垫片，这就使得屈曲间隙相对松弛，从而导致屈曲不稳。这一问题的解决方案就是进行股骨远端增加截骨，截骨量由屈曲间隙和伸直间隙模块的差值决定(图3-12)。

股骨假体减号是另外一个导致屈曲不稳定的原因。因为假体模块减号后，股骨后髁相对切除过多(图3-12)。理论上，在使用前参考的截骨操作器械中也会发生类似的情况。所以，最新的操作器械都联合了前参考与后参考原则，以减少这种情况的发生。

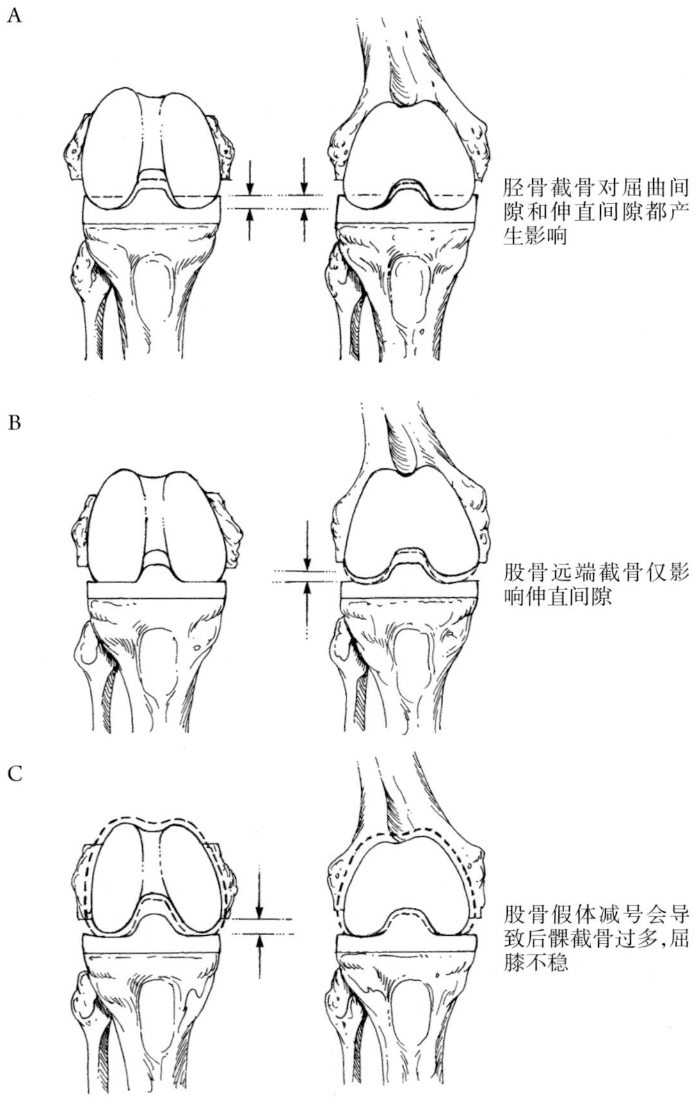


**图3-12　截骨对假体装配的影响**

(A)胫骨截骨对屈曲间隙和伸直间隙产生同等的影响。(B)股骨远端截骨仅影响伸直间隙。在膝关节伸直不稳定的情况下，如果增厚垫片使得屈膝过紧，则建议使用股骨远端加强块。(C)若使用的股骨假体偏小，则不能完全填充屈曲间隙，造成屈曲不稳定。此时将垫片增厚不一定有用，因为会导致伸膝过紧。解决方法有两种：使用大号股骨假体加后方垫块，或者股骨远端增加截骨并使用增厚的胫骨垫片。

### 5.2 髌骨不稳

髌骨不稳是外翻畸形矫正后较常见的并发症。但是，在内翻畸形中，若不注意对线对位的基本原则，也会影响髌股关节的运动。

首先，我们的膝关节假体宁可外旋，也不能内旋。股骨假体内旋不仅会导致不对称的屈曲不稳，也会导致外侧滑车向前内移动。这将增加髌股关节外侧面的压力，导致磨损增加或者髌骨半脱位。胫骨假体内旋会使得胫骨结节相对外移，Q角增大，导致髌骨不稳。为了获得好的髌骨轨迹，股骨假体及胫骨假体安装时要“宁外勿内”，而髌骨假体则是“宁内勿外”。

关闭伤口前，用钳子夹住股四头肌肌腱向外翻髌骨，检查髌股轨迹。如果轨迹不佳，则进行外侧髌股支持带松解。松解后若仍然存在问题，那么就需要进行髌骨的近端重排手术[15]。

### 5.3 胫骨结节撕脱

当内翻畸形合并强直，术中容易造成胫骨结节撕脱。翻转髌骨，将伸膝装置向外侧脱位时，有相当大的力量作用在髌腱，使其存在从胫骨结节上撕脱的风险。修复横行的髌腱撕裂是件困难且不易成功的事，所以最好要避免。

在行内侧髌骨旁切开进入关节时，远端要延伸到胫骨结节内侧1 cm左右。在胫骨结节内侧1/3处，将髌腱于骨膜下锐性分离，带上骨膜软组织袖，这样就可以避免水平撕裂。伸肌装置受到的张力将会使髌腱及其骨膜袖偏离胫骨结节，但是不用担心，远端的软组织还是连续的。

最好的防止胫骨结节撕脱的方法是避免其受到较大的张力。除了髌腱的骨膜下松解，我们还可以采用较长的皮肤切口。同样，在进行髌旁内侧支持带切断时，近端可延至股四头肌肌腱。然后，彻底松解两侧髌股韧带，清除外侧间沟的滑膜。这些处理都完成后，若胫骨结节处仍有较大的张力，那么我们需要进行股四头肌松解[2-3,16]或者V-Y成形[4]。

## 参考文献


[1] Scuderi GR, Insall JN. The posterior stabilized knee prosthesis. Orthop Clin North Am. 1989; 20: 71-78.

[2] Garvin KL, Scuderi GR, Insall JN. Evolution of the quadriceps snip. Clin Orthop. 1995; 321: 131–137.

[3] Insall JN. Surgical techniques and instrumentation in total knee arthroplasty. In: Insall JN, ed. Surgery of the Knee. 2nd ed. New York: Churchill Livingstone; 1994: 739-804.

[4] Trousdale RT, Hanssen AD, Rand JA, Cahalan TD. V-Y quadricepsplasty in total knee arthroplasty. Clin Orthop. 1993; 286: 48-53.

[5] Stiehl JB, Komistek RD, Dennis DA, Paxson RD, Hoff WA. Fluoroscopic analysis of

kinematics after posterior-cruciate-retaining knee arthroplasty. J Bone Joint Surg. 1995; 77B: 884-889.

[6] Berger RA, Rubash HE, Seel MJ, Thompson WH, Crossett LS. Determining the rotational alignment of the femoral component in total knee arthroplasty using the epicondylar axis. Clin Orthop. 1993; 286: 40-47.

[7] Poilvache PL, Insall JN, Scuderi GR, Font-Rodriguez DE. Rotational landmarks and sizing of the distal femur in total knee arthroplasty. Clin Orthop. 1996; 331: 35-46.

[8] Colizza WA, Insall JN, Scuderi GR. The posterior stabilized total knee prosthesis. Assessment of polyethylene damage and osteolysis after a ten-year-minimum followup. J Bone Joint Surg. 1995; 77A: 1713-1720.

[9] Diduch DR, Insall JN, Scott WN, Scuderi GR, Font-Rodriguez D. Total knee replacement in young, active patients. Long-term follow-up and functional outcome. J Bone Joint Surg. 1997; 79A: 575-582.

[10] Scuderi GR, Insall JN, Windsor RE, Moran MC. Survivorship of cemented knee replacements. J Bone Joint Surg. 1989; 71B: 798-803.

[11] Stern SH, Insall JN. Posterior stabilized prosthesis. Results after followup of nine to twelve years. J Bone Joint Surg. 1992; 74A: 980-986.

[12] Insall JN, Hood JW, Flawn LB, Sullivan DJ. The total condylar knee prosthesis in gonarthrosis. A five- to nine-year follow-up of the first one hundred consecutive replacements. J Bone Joint Surg. 1983; 65A: 619-628.

[13] Vince KG, Insall JN, Kelly MA. The total condylar prosthesis. Ten- to twelve-year results of a cemented knee replacement. J Bone Joint Surg. 1989; 71B: 793-797.

[14] Tenney SM, Krackow KA, Hungerford DS, Jones M. Primary total knee arthroplasty in patients with severe varus deformity. Clin Orthop. 1991; 273: 19-31.

[15] Scuderi G, Cuomo F, Scott WN. Lateral release and proximal realignment for patellar subluxation and dislocation. A long-term follow-up. J Bone Joint Surg. 1988; 70A: 856–861.

[16] Scuderi GR, Insall JN. Fixed varus and valgus deformities. In: Lotke PA, ed. Knee Arthroplasty. New York: Raven Press; 1995: 111-127.

[17] Scuderi GR, Insall JN. Total knee arthroplasty. Current clinical perspectives. Clin Orthop. 1992; 276: 26-32.

译者：李宇晟，中南大学湘雅医院，骨科，主治医师，医学博士

# 第四章　固定外翻畸形的外侧松解

**Frankie M. Griffin, Giles R. Scuderi, and John N. Insall**



## 1　全膝关节置换术治疗外翻畸形

膝关节骨性关节炎合并外翻畸形是全膝关节置换术的一个难点和挑战。内翻畸形往往更多见，因此大多数外科医生更熟悉膝关节内侧松解的手术原则和操作。在我院，膝关节置换中固定内翻畸形的数量(50%~55%)是固定外翻畸形(10%~15%)的3倍以上。外翻畸形时的膝韧带平衡和骨解剖结构的调整比内翻畸形时更困难。此外，在矫正的顺序和外侧结构的松解技术方面仍然存在争议。目前有很多种不同的矫正外翻畸形的技术，这也说明外科医生们对此仍缺乏共识。潜在的并发症——包括腓总神经麻痹、屈曲或伸直不稳定，以及髌股轨迹不良——也都是矫正外翻畸形的挑战。

## 2　病理生理

正常膝关节的胫股角存在6°~7°的外翻，活动范围充分，并且在屈曲时外侧可略微松弛。在骨关节炎膝关节中，骨和软骨的丢失会导致关节不稳定，可分为对称型和非对称型不稳定。为应对这种不稳定，关节会发生适应性改变。膝关节外翻畸形中的不稳定是不对称的，外科医生要面对的是外侧骨与软骨的缺损，外侧副韧带和关节囊挛缩，内侧副韧带拉伸，以及髂胫束的挛缩。紧缩的结构包括外侧关节囊、外侧副韧带、弓状韧带、腘肌腱、髂胫束远端、股骨外侧骨膜，以及外侧肌间隔[1]。此外，可能还有后外侧髁过度磨损导致的后髁不对称磨损。如果后髁被作为股骨假体定位的旋转参考标志，此类磨损就会影响手术技术[2]。一些作者也曾报道过胫骨近端的外旋畸形是由于髂胫束过紧所致[3]。

## 3 手术技术

### 3.1 假体的选择

文献已经很好地证明了后稳定型假体在全膝关节置换术中所取得的成功结果[4]。在严重畸形中，后交叉韧带(PCL)往往是挛缩的，并且可能会限制畸形矫正，正如Krackow所说的“交叉限制作用”[5]。Laurencian发现，即使试图保留PCL，仍有16%的膝关节需要松解PCL[6]。如果切除PCL，那么适当的软组织平衡操作会变得简单很多。我们认为，在严重畸形的膝关节中替代病态、挛缩的PCL会更简单，而且对于普通的骨科医师而言，常规PCL替代的全膝置换结果比试图通过部分松解PCL达到软组织平衡并使用后交叉韧带保留型假体更好。因此，我们推荐使用后稳定型假体。

对于关节功能要求较低的老年患者，我们更愿意选用髁限制型膝关节(constrained condylar knee)以避免广泛松解膝外侧导致的并发症，如避免腓总神经麻痹和屈曲或伸直不稳定。Bullek等人评价了髁限制型膝关节假体的术后结果，该研究纳入了28位患者共34例膝关节置换，患者平均年龄为74.5岁，术前平均外翻畸形为22°，无一例行外侧松解达到软组织平衡[7]。其中，62%的膝关节需行外侧支持带松解以恢复髌股轨迹。34例全膝关节置换术后疗效中，25例为优，9例为良好，平均随访时间为3年，优良率为100%，无早期松动或骨溶解表现。对年轻患者来说，要尽可能地平衡膝关节以及避免使用髁限制性假体，以消除这类人群因活动量大而出现早期松动的可能[8]。

在一些合并骨缺损的病例中，含有金属垫块，偏心距柄，以及不同厚度的胫骨聚乙烯垫片的组配式假体可能会比较有用。在外翻畸形中，髌股轨迹问题几乎总需要外侧松解，据报道这一比率高达62%~100%[7-8]。虽然使用左右两侧分别匹配的股骨假体可以改善髌骨轨迹，但是合适的髌骨处理和股骨假体旋转设定仍是极为重要的。

### 3.2 截骨

我们对所有病例采用的都是髌旁内侧入路。通常可见外侧骨赘，一般来说应该予以清除。目前对于外侧骨赘重要性的认识还存有争议，因为外侧副韧带止于腓骨头，这使韧带与胫骨边缘保持了一定距离，因此，外侧骨赘并没有很典型地使外侧副韧带发生弓弦状拉伸，像内侧骨赘那样与内侧副韧带撞击[9]。但是，Keblish等人报道当清除突出的骨赘后，只有极少数情况需松解外侧副韧带、腘肌和关节囊，并使用撑开器以帮助调节关节屈曲和伸直间隙[10]。

股骨假体的旋转轴线在外翻膝中很重要，因为其可防止外侧韧带松解后导致的屈曲不稳[1]。通髁线对外翻膝股骨假体的旋转对线有帮助(图4-1)[11]。目前大多数全膝关节置换术所用的器械都参照股骨后髁来确定股骨截骨的旋转度。有些器械自带外旋，一般为3°左右。然而，在严重的外翻畸形中，后外侧髁可能磨损得更严重，因此可能需要根据后髁的情况增加外旋角度。由于个体情况的多变性和后外侧的磨损，通髁线对股骨假体旋转对线的参考价值更高，特别是对外翻膝病例而言。在一项近期研究中，我们测量了88位骨性关节炎患者107例TKA的后髁角(由后髁的切线和通髁线相交形成，如图4-1)，发现内翻膝的平均后髁角为3.29°±1.93°，无畸形的膝关节的后髁角为3.25°±2.25°，外翻膝的后髁角为5.37°±2.29°。这使我们注意到，外翻膝的后髁角显著大于其他畸形($P<0.05$)。较大的标准差显示了这类骨关节炎患者后髁角的变异性，并且证实了对于外翻膝来说，通髁线是一个更稳定的解剖学标志。

股骨内上髁和外上髁在常规膝关节显露中比较容易识别。内上髁是股骨内髁上一个马蹄形凸起，是内侧副韧带表浅纤维的股骨附着点[11]。内上髁的中央部是一个凹陷或沟槽，是内侧副韧带深层纤维的附着点(图4-2)[11]。对于那些容易触到内上髁凹槽的膝关节，凹槽的中间易于被标记。而对于那些不易被触及凹槽的膝关节，扇形的内侧副韧带起点可以在股骨内髁被识别出来，并用标记笔将轮廓圈定。这会形成一个半圆，然后通过它画出一个圆形。圆形的中点即为凹槽，是内上髁的定位点。外上髁的顶点更易于发现，因为它是外侧最突

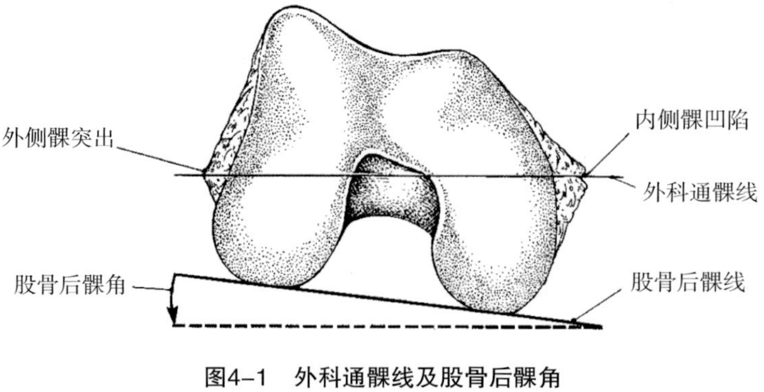


**图4-1　外科通髁线及股骨后髁角**

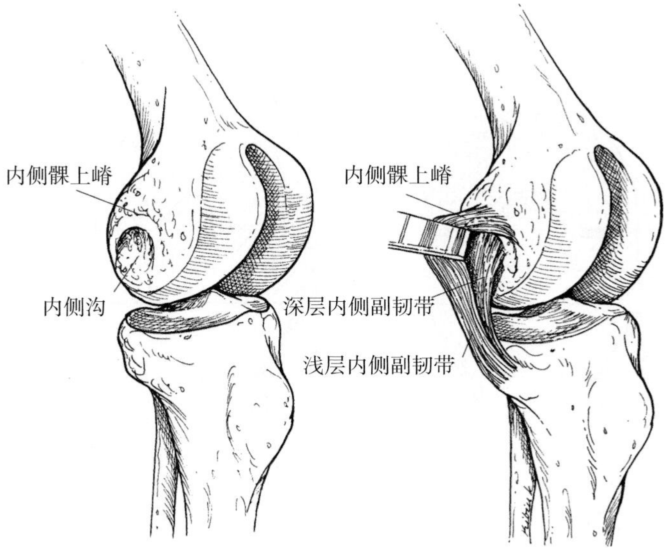


**图4-2　内侧髁沟**

出的点。连接上述两点的线即形成通髁线。

股骨假体应该在冠状面外翻5°~7°，在矢状面呈0°~10°屈曲[12]。Whitesides发现股骨假体的合适置入对于获得满意的与髌骨相关的关节线和避免损伤韧带附着点很重要。股骨远端外侧髁常有缺损和硬化[3]。因此，股骨远端截骨应先从内髁截骨，外侧尽量少截或不截骨。在严重的膝外翻中，股骨外侧髁可能需要植骨[3]或添加金属垫块，我们更倾向于选用后者。通过这种方法股骨远端关节线没有被抬高，且可达到屈伸间隙韧带平衡。这一技术也可以帮助维持髌骨高度。

胫骨的截骨平面应该与胫骨长轴在冠状面和矢状面上成90°±2°[12]的角。Whitesides注意到，因骨缺损过度截除胫骨近端骨质以获得平整的截骨面可能会损伤韧带附着点，并且会损失较多的骨量[3]。我们见过常规截骨时在胫骨近端的Gerdy结节处横行切断腘肌腱或分离髂胫束，所以胫骨近端截骨时必须要谨慎。以胫骨内侧为参照截骨10 mm，骨缺损可用骨水泥、骨或金属垫块处理。截骨时一定要注意保护内侧副韧带。

## 3.3　软组织松解

松解的目的在于提供矩形的屈曲和伸直间隙的韧带平衡，同时维持膝关节外侧的屈曲稳定(图4-3)。松解的结构包括髂胫束、弓状韧带、外侧副韧带、腘肌、股二头肌、外侧腓肠肌、外侧髌骨支持带、后交叉韧带以及其他结构。

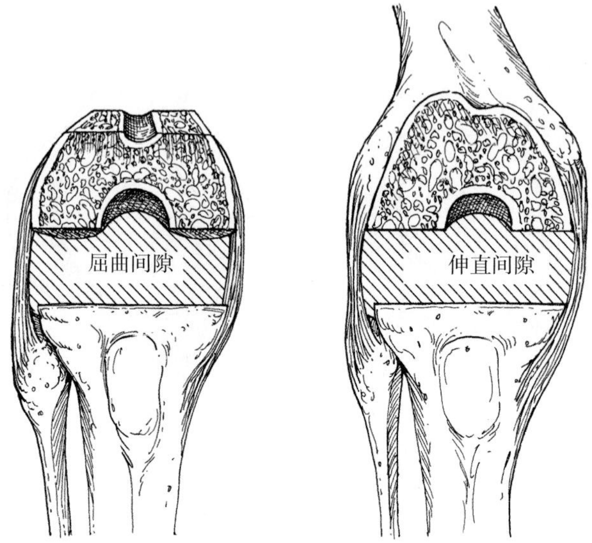


图4-3 屈曲与伸直间隙

可行完全松解，部分松解，或“Z”字形延长。目前已有很多用于外翻畸形相关结构的软组织松解技术被报道[3,6,8-10,13-21]。外科医师们之间松解不同结构的步骤不尽相同，表4-1展示了文献中描述的一些医师们的选择。

为了更容易地显露外侧结构，我们倾向于在胫骨平台和股骨远端截骨完成后进行松解。松解要逐步、可控地进行，每做一步都要使用撑开器重新评估间隙，直到下肢机械轴正好通过膝关节的中心并且屈伸间隙相等和对称。

我们首选的松解方式是首先在腘肌腱下方从胫骨截骨面后外侧角处横行切断后外侧结构(弓状韧带、后外侧关节囊及其加强韧带)。因为已经切除了外侧半月板，所以可以清楚地辨识腘肌腱并避免对其的损伤。松解完成后可以看到腘肌的肌腹和腓肠肌外侧头。软组织平衡可用撑开器反复检查，有时只松解后外侧结构就已足够。对于外翻畸形，常需行进一步松解，在直视下从里到外用15号刀片在髂胫束和外侧副韧带上做多个水平切口的“拉花式”松解(图4-4)。松解时保持板撑开器的位置并不时地上紧以拉伸外侧，这项操作很有帮助，它可像张力器一样使外侧组织延长和滑移一定程度且保持其连续性。切口始于关节线水平，通常向近端延伸至距离关节线约10 cm处。必要时可更进一步向近端松解。到这个阶段，通常可以感觉到一种“爆裂感”，外翻畸形已被充分矫正。尽可能地保护腘肌腱以维持关节屈曲时外侧的稳定性。在我们的操作中，松解髂胫束和后外侧角可纠正大多数外翻畸形。如果还需要更进一步的松解，我们会对其余的外侧结构进行骨膜下松解，包括距关节线7~8 cm的外侧肌间隔，因此整个“软组织瓣”已被游离得以滑移(图4-5)。至此，几乎

表4-1　松解顺序

| 作者 | 第一步 | 第二步 | 第三步 | 最后的步骤 |
|---|---|---|---|---|
| Insall[17,18] | 后外侧角 | 髂胫束 | 外侧副韧带，外侧肌间隔 | 髁限制性膝关节 |
| Ranawat[21] | 髂胫束，腘肌，外侧副韧带，后方关节囊，外侧肌间隔，腓肠肌外侧头横向（2.5cm） | 腘肌，外侧副韧带 | 后方关节囊 | 外侧肌间隔，腓肠肌外侧头 |
| Keblish[10] | 外侧入路 | 髂胫束“拉花” | 后外侧角 | Gerdy结节，胫骨结节抬高 |
| Buechel[13] | 外侧入路 | 髂胫束 | 外侧副韧带，腘肌 | 腓骨头切除 |
| Clayton[14] | 外侧副韧带，腘肌，外侧关节囊 | 后外侧关节囊，腓肠肌外侧头，外侧肌间隔 | 髂胫束 | 股二头肌腱“Z”型延长 |
| Whitesides[3] | 髂胫束 | 腘肌 | 外侧副韧带 | 腓肠肌外侧头 |
| Krackow[20] | 髂胫束 | 腘肌 | 后外侧关节囊，腘肌 | 股二头肌腱，腓肠肌外侧头，内侧副韧带增强 |

LIS = 外侧肌间隔，LCL = 外侧副韧带，CCK = 髁限制性膝关节

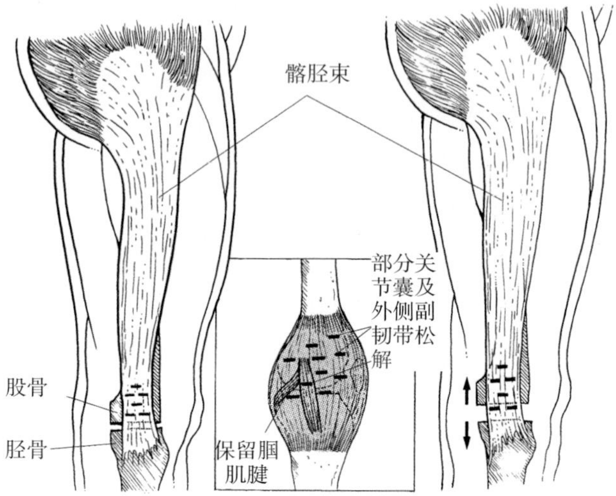


图4-4 拉花松解技术矫正外翻畸形

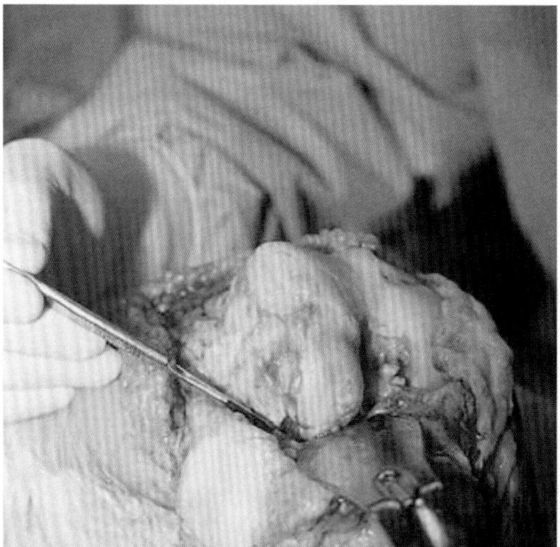

图4-5 对于极度外翻畸形从股骨远端外侧开始松解

所有的软组织都已被平衡，但是如果极少数案例还需要松解，我们会在腓肠肌的外侧头股骨附着处进行。应尽可能地避免松解股二头肌。如果在完成松解后内侧副韧带过于松弛，就需要考虑采用Krackow提出来的韧带重建技术，然而我们在此方面的经验有限。最后，如果不能达到韧带稳定，可选用限制性髁假体。

髌股轨迹不良通常与外翻畸形有关，如果有这种情况出现，应该松解外侧支持带。

### 3.4　术后管理

固定膝外翻畸形进行了韧带松解的患者的术后管理与常规全膝关节置换术后患者相似。将膝关节置于持续被动活动器(CPM)上，因为我们发现CPM可以缩短膝关节恢复到90°屈曲的康复时间[22]。为避免术后屈曲挛缩，我们建议对睡眠时喜欢屈曲膝关节的患者加用膝关节防屈曲固定器。术后第二天，指导患者在辅助装置的协助下站立。术后第三天，他们可使用拐杖或助行器开始负重行走。出院的目标包括能使用拐杖或助行器独立行走，可爬楼梯，以及屈曲可达到90°。

## 4　并发症

### 4.1　腓总神经麻痹

在松解外侧结构和纠正外翻畸形时，牵拉腓总神经是不可避免的，且由于牵拉出现一定程度的术后局部缺血也是可被预计到的。据报道，腓总神经麻痹在外翻畸形的全膝关节置换术中发生率为3%。除外翻畸形以外，已被证明可增加腓总神经麻痹风险的危险因素包括椎板切除手术史，以及硬膜外麻醉术后[22]。一些学者指出可在腓骨头后方从筋膜鞘内游离保护腓总神经，甚至切除腓骨头以避免这一并发症[10,13]。但是，还没有研究证实该操作的有效性，并且解剖游离可能会导致直接损伤腓总神经。因此，我们不建议直接探查腓总神经。Idusuyi等人(1996)报道腓总神经麻痹也可为迟发型。CPM锻炼膝关节可通过早期屈曲和避免膝关节长时间伸直从而减少腓总神经张力。如果术后早期发现腓总神经麻痹，可先密切观察，因为术后腓总神经麻痹可逐渐部分或完全自愈。Stern等人(1991)随访了5位术后发生腓总神经麻痹的患者，发现所有病例随着时间的进展都会好转，尽管所有患者都遗留了一些神经功能缺损[8]。Asp和Rand(1990)研究了8998例全膝关节置换术后发生腓总神经麻痹的26位患者[23]。他们发现其中18例为完全麻痹，8例为部分麻痹，23例存在运动和感觉损害，3例只有运动障碍。全膝关节置换术后平均随访5.1年，13例完全恢复，12例部分恢复，1例无改善。部分麻痹比完全麻痹预后更好，更易完全恢复，且膝关节评分也更高。完全恢复的患者膝关节评分也比不完全恢复的患者高。Krackow等人(1993)研究了5例全膝关节置换术后并发腓总神经麻痹的患者，对所有病例在初次置换术后5~45个月内进行了腓总神经探查和减压术，并采用标准的神经麻痹评分进行术前和术后分级[24]。他们发现，5例患者的神经功能均有提高，4例在减压术后完全恢复。因此，应考虑在非手术治疗无效的情况下予以手术减压。

### 4.2 不稳定

伸直不稳定可以是对称性的或者非对称性的。当伸直间隙大于屈曲间隙时，由于假体未完全填充伸直间隙导致侧副韧带在膝关节伸直时过松，就会出现对称性不稳定。通常这种情况是由于股骨远端截骨过多所致。有时候可以通过植入一个更厚的胫骨组件来解决这个问题。但如果屈曲间隙太紧不适合偏厚的胫骨组件，则可能需要重建股骨远端使伸直间隙缩小[9]。非对称性不稳定通常与紧缩的韧带松解不当有关。因此，韧带松解应按照之前描述的方法逐步进行，以纠正紧缩的外侧韧带群。如仍有非对称性不稳定或进一步松解可能导致下肢过度延长，应使用限制性髁假体。

股骨远端截骨不足也可导致屈曲不稳，从而迫使术者采用更薄的胫骨组件以适应较小的伸直间隙[9]。膝外翻松解也可能导致屈曲外侧不稳。尽可能地保护腘肌和延长的外侧软组织袖，能够避免这一情况的发生。此外，基于患者的解剖使用通髁线调节股骨假体的旋转可确保更合适的屈曲间隙。

### 4.3 髌骨不稳定

大部分严重外翻膝的全膝关节置换术都需要松解外侧韧带，据报道外侧韧带松解率为62%~100%[7-8]。基于通髁线确定股骨假体适当的旋转对线或外旋假体与后髁成角5°~6°，可改善髌股轨迹。此外，胫骨假体的旋转对线要通过髁间嵴和胫骨嵴连线来调整。适当的假体旋转对线结合必要的外侧支持带松解可以减少髌骨并发症。如果外侧支持带松解后仍有髌股轨迹外移，则需重新评估假体的旋转对线，如果此时假体旋转对线正确，那么在关节囊缝合时应进行髌骨近端力线重塑。

## 5 结果

外翻膝的全膝关节置换术可以有效地缓解疼痛，纠正畸形，并可以提供良好的功能。总之，其结果仅次于常规全膝关节置换术，常规全膝关节置换术具有更高的优良率，而外翻膝与矫正畸形相关的并发症更高，如腓总神经麻痹、不稳定和髌骨轨迹不良。

Stern等人总结了98位患者共134例全膝关节置换术，所有病例术前均为大于10°的外翻畸形，平均随访时间为4.5年[8]。绝大多数膝关节(118例)使用了后稳定型假体，并于股骨外侧行外侧结构松解。术后膝关节的外翻角为5°~9°，76%的病例因髌股轨迹不良而行外侧支持带松解。该研究的优良率为91%，但是相比标准全膝关节置换术88%的优秀率，该研究的优秀率仅为71%。有25例出现了并发症，包括5例腓总神经麻痹(3%)，3例发生无菌性松动需要翻修，以及1例由于慢性疼痛需要翻修。

Krackow等人(1991)总结了81位患者共99例全膝关节置换术，术前外翻畸形平均为18°[20]。他们使用了限制性最低的后交叉韧带保留型假体，并将膝外翻畸形分为3类，所有病例均为Ⅰ型或者Ⅱ型。作者将Ⅰ型膝关节外翻畸形(67例)定义为由于外侧间室骨丢失和软组织挛缩，内侧副韧带强度无影响；Ⅱ型(32例)为内侧副韧带强度明显减弱。Ⅰ型外翻畸形组术前平均胫股角为18.1°，Ⅱ型为21.2°。术后Ⅰ型平均胫股角为4.8°，Ⅱ型为5.9°。Ⅰ型外翻畸形组的松解步骤包括髂胫束，外侧副韧带，后外侧关节囊，腘肌腱，股二头肌腱，以及腓肠肌外侧头。Ⅱ型外翻畸形组采用重建内侧韧带进行治疗，结果为：72%疗效优，18%疗效良好，7%疗效一般，2%疗效较差。

Laurencin等人(1992)回顾性研究了25位患者共25例全膝关节置换术，术前外翻畸形平均为32°。为矫正外翻畸形，76%的病例需在关节线水平松解髂胫束，56%的需松解腘肌和外侧副韧带，1例(3%)需松解股二头肌腱的近腓骨附着点处。他们试图保留所有患者的后交叉韧带，但仍有16%的需切除后交叉韧带以获得韧带平衡。所有病例均因髌股轨迹而行外侧支持带松解。术后膝关节力线平均外翻6°(0~10°)，平均随访5年无松动和翻修。3例术后发生髌骨应力性骨折(2例骨坏死)，1例髌骨脱位，1例出现了一过性腓总神经麻痹。

Whiteside回顾分析了135例全膝关节置换术，术前平均外翻16°[3]。他的外侧松解技术包括首先在关节线水平松解髂胫束，然后松解腘肌和外侧副韧带，必要时可最后松解腓肠肌的外侧头和后外侧关节囊。术前外翻畸形大于25°的膝关节都需要松解髂胫束、腘肌、外侧副韧带，其中42%的需要松解后外侧关节囊。他后来发现这样会使得后方松弛度增大，这可能与采用低限制性假体有关。他建议当出现外旋不稳定时，应使用后稳定型假体。由于股骨发育不良或骨丢失，在膝外翻大于25°的病例中，有75%的进行了外侧胫骨平台植骨，48%的采用了股骨外侧髁植骨。6例膝关节需行内侧韧带加强技术(medial ligament advancement)。因为严重的膝外翻常与髌骨外侧半脱位相关，所以常需在全膝关节置换术中重塑髌骨力线。事实上，在此研究中有3例膝关节术前外翻畸形大于25°，需行胫骨结节截骨移位以中置髌骨。相关并发症说明了膝外翻畸形的复杂性，包括8例由于聚乙烯磨损导致的髌骨假体松动，3例出现了进行性后方松弛(1例有不稳定症状)，3例髌骨脱位(均发生在术后第一年内)，

5例伤口血肿。

有些外科医师倾向于选用外侧入路，其目的在于保护伸膝装置的完整性及理论上改善髌股轨迹。Keblish回顾了46位患者共53例全膝关节置换术，术前平均外翻22°，均采用外侧入路[10]。他选择的假体有一些差异性，其中50例使用低接触应力(LCS)活动平台膝关节系统，3例采用运动学旋转铰链型膝关节假体。LCS膝关节中，39例为固定平台交叉韧带保留型(ACL和或PCL)人工膝关节，11例为旋转平台人工膝关节。41例采用了非骨水泥“porocoat”LCS假体。由于骨缺损，48例需外侧植骨。根据新泽西骨科医院评分系统，平均随访2.9年时优良率为94%。有1例一过性感觉障碍和1例一过性腓总神经麻痹，均在6个月内恢复，无残留功能受限或灼性神经痛。据其报道，无一例髌股轨迹不良。除此研究，外侧入路并不流行，因为大多数外科医生对其显露不够熟悉，并且还需考虑缝合方面的问题。

## 6 总结

固定膝外翻畸形是关节重建外科中一个比较有挑战性的难题。正常膝关节的胫股角为外翻6°~7°，膝关节置换术的目标包括术后膝关节无痛，且力线及功能活动范围正常。我们认为对外翻膝使用不保留后交叉韧带的后稳定型假体对于大多数术者而言可获得更可靠的结果。通髁线可为股骨假体旋转对线提供可靠且可重复的解剖标志，而累及较少的股骨内髁和胫骨平台应作为股骨远端和胫骨近端截骨的参考。手术应实现软组织平衡，同时不可改变正确的截骨。有序的松解时要用撑开器或张力计进行反复评估。本章叙述了各种松解方法及松解操作顺序，其中也有我们比较青睐的方法。有报道90%~95%的外翻畸形病例在正确的平衡后可以获得良好或卓越的疗效。并发症有腓总神经麻痹、不稳定以及髌股轨迹不良。

## 参考文献

[1] Insall JN. Surgery of the Knee. 2nd ed.

[2] Watanabe Y, Moriya H, Takahashi K, Yamagata M, Sonoda M, Shimada Y, Tamake T. Functional anatomy of the posterolateral structures of the knee. Arthroscopy. 1993; 9: 57-62.

[3] Whiteside LA. Correction of ligament and bone defects in total arthroplasty of the severely valgus knee. Clin Orthop. 1993; 288: 234-245.

[4] Colizza WA, Insall JN. The posterior stabilized total knee prosthesis. J Bone Joint Surg. 1995; 77A(11): 1713-1720.

[5] Krackow KA. The Technique of Total Knee Arthroplasty. St. Louis: The C.V. Mosby Company; 1990.

[6] Laurencin CT, Scott RD, Volatile TB, Gebhardt EM. Total knee replacement in severe valgus deformity. The American Journal of Knee Surgery. Summer 1992; 5(3): 135-139.

[7] Bullek DD, Scuderi GR, Insall JN. The constrained condylar knee prosthesis: an alternative for the valgus knee in the elderly. In: Insall JN, Scott WN, Scuderi GR, eds. Current Concepts in Primary and Revision Total Knee Arthroplasty. Philadelphia: Lippincott-Raven Publishers; 1996.

[8] Stern SH, Moekel BH, Insall JN. Total knee arthroplasty in valgus knees. Clin Orthop. 1991; 273: 5-8.

[9] Scuderi GR, Insall JN. Fixed varus and valgus deformities. Master Techniques in Orthopaedic Surgery, Knee Arthroplasty. Lotke PA, ed. New York: Raven Press, Ltd; 1995.

[10] Keblish PA. The lateral approach to the valgus knee: surgical technique and analysis of 53 cases with two-year follow-up evaluation. Clin Orthop. 1991; 271: 52-62.

[11] Berger RA, Rubash HE, Seel MJ, Thompson WH, Crossett LS. Determining the rotational alignment of the femoral component in total knee arthroplasty using the epicondylar axis. Clin Orthop. 1993; 286: 40-47.

[12] Scuderi GR, Insall JN. The posterior stabilized prosthesis. Orthop Clinics North America. 1989; 20(1): 71-78.

[13] Buechel FF. A sequential three-step lateral release for correcting fixed valgus knee deformities during total knee arthroplasty. Clin Orthop. 1990; 280: 170-175.

[14] Clayton ML, Thompson TR, Mack RP. Correction of alignment deformities during total knee arthroplasties: staged soft-tissue releases. Clin Orthop. 1986; 202: 117-124.

[15] Dorr LD, Boiardo RA. Technical considerations in total knee arthroplasty. Clin Orthop. 1986; 205: 5-11.

[16] Freeman MAR, Sculco T, Todd RC. Replacement of the severely damaged arthritic knee by the ICLH (Freeman- Swanson) arthroplasty. J Bone Joint Surg. 1977; 59B(1): 64-71.

[17] Insall JN. Modified technique of lateral release for valgus deformity. Personal communication.

[18] Insall JN. TKA valgus deformity. Personal communication.

[19] Insall JN, Scott WN, Ranawat CS. The total condylar knee prosthesis. J Bone Joint Surg. 1979; 61A(2): 173-180.

[20] Krackow KA, Jones MM, Teeny SM, Hungerford DS. Primary total knee arthroplasty in patients with fixed valgus deformity. Clin Orthop. 1991; 273: 9-18.

[21] Ranawat CS. Total-condylar knee arthroplasty for valgus and combined valgus-flexion deformity of the knee. Techniques Orthop. 1988; 3(2): 67-75.

[22] Idusuyi OB, Morrey BF. Personeal nerve palsy after total knee arthroplasty. Assessment of predisposing and prognostic factors. J Bone Joint Surg. 1996; 78A(2): 177-184.

[23] Asp JP, Rand JA. Peroneal nerve palsy after total knee arthroplasty. Clin Orthop. 1990; 261: 233-237.

[24] Krackow KA, Maar DC, Mont MA, Carroll C. Surgical decompression for peroneal nerve palsy after total knee arthroplasty. Clin Orthop. 1993; 292: 223-228.

[25] Insall JN, Lachiewicz PF, Burnstein AH. The posterior stabilized condylar prosthesis: a modification of the total condylar design. J Bone Joint Surg. 1982; 64A: 1317.

译者：雷鹏飞，中南大学湘雅医院，骨科，医师，医学博士
韩斐，中南大学湘雅医院，骨科，医学硕士

# 第五章　全膝关节置换术中屈曲挛缩的处理

**Paul A. Lotke and R.G. Simon**

1 术前评估
2 外科技术
3 术后管理
4 并发症
5 结果
6 结论

许多需要行全膝关节置换术治疗的患者都有一定程度的屈曲挛缩，它在术中是能被完全矫正的。但是当术前挛缩超过20°，屈曲畸形将变得固定并需要进行特殊手术处理。这一章节将讨论这些患者。

屈曲畸形往往是由于骨块和/或软组织挛缩造成的(图5-1)。退行性关节疾病中增生的骨赘或者继发于创伤后形成的骨块常发生在胫骨前方和股骨后髁。这些骨赘或骨块紧邻髁间窝，或使后方关节囊紧张挛缩，从而阻止膝关节的完全伸直。这些骨性畸形可能逐渐进展，并进一步继发于后关节囊和侧副韧带等软组织的挛缩。

软组织挛缩发生于有长期畸形存在的患者，包括炎性关节炎、功能受限、血友病和神经肌肉性病变等。软组织挛缩可以是静止的或进展的，能导致后方关节囊、侧副韧带和腘绳肌的紧张性增加。一旦屈曲畸形超过50°，侧副韧带将难免受累。

膝关节屈曲是对炎症、感染、或任何导致关节肿胀和增加关节内压力的一种反应。研究表明，膝关节的关节内压力在30°~45°的屈曲过程中逐渐增加[1]。

固定的屈曲挛缩导致患者行动能力下降，速度减慢，能量消耗增加。

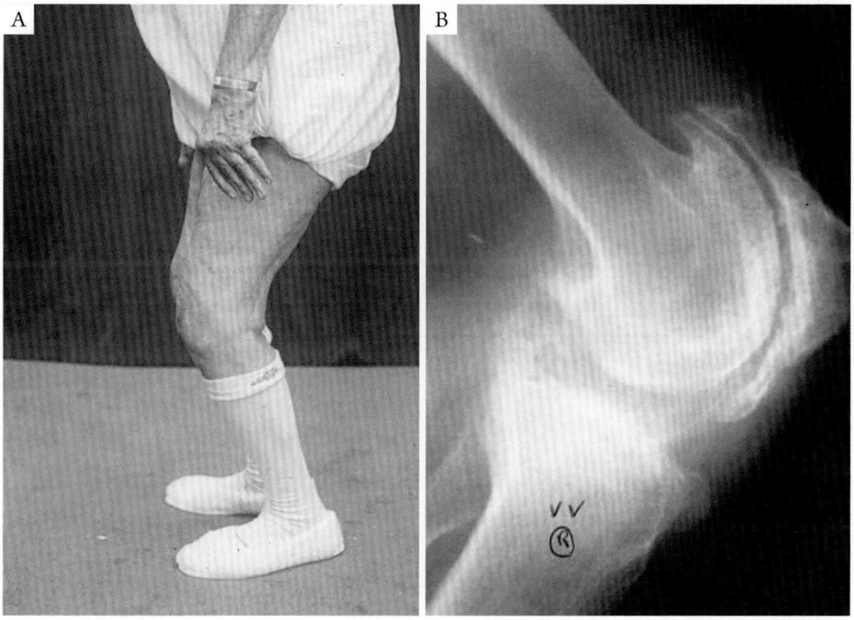


**图5–1 (A) 类风湿关节炎患者，软组织挛缩导致屈曲畸形；(B) X线示骨关节炎患者，严重屈曲挛缩阻碍膝关节完全伸直**

Perry和同事测量发现[2]，当双膝屈曲挛缩达30°时，让股四头肌按给定的速度移动将增加50%的工作负荷。临近的关节也会承受不正常的姿势所带来的能量需求的增加以及相应耐力的下降。当萎缩或瘫痪导致肌无力，患者将加重残疾程度并失去活动的能力。

长期的屈曲姿势最终将导致后关节囊和部分侧副韧带的紧张。这些结构正常情况下有助于防止膝关节的过伸，并且在膝关节伸直时它们的长度完全伸展。屈曲挛缩时，侧副韧带和后关节囊短缩，从而阻碍了膝关节完全伸直。后交叉韧带导致持续的屈曲挛缩是容易理解的，因为它在屈曲时被拉长。

关节囊和部分侧副韧带等软组织的短缩使得全膝关节置换时很难获得韧带的平衡。我们在手术中会试着在股骨和胫骨之间获得相等的屈曲间隙和伸直间隙(图5-2)，这被称之为屈伸平衡间隙。在通常的膝关节置换术中，我们常使用“测量截骨法”(即从股骨和胫骨上去除的骨量应该与被置换的关节假体的尺寸相同)。当截骨完成后，屈曲间隙和伸直间隙应该相等。长期存在屈曲挛缩的患者往往有一个正常的屈曲间隙和狭窄的伸直间隙。这种屈伸间隙的不平衡可以通过松解挛缩的软组织和/或加截股骨远端，增加伸直间隙来纠正。股骨远端截骨量越多，关节线就越向股骨近端上移，这就改变了膝关节的运动力学和髌股关节的接触点。股骨远端多截几毫米在有些情况下是必须的，但关节外科医生更喜欢通过松解挛缩软组织的方法达到屈伸间隙的平衡。

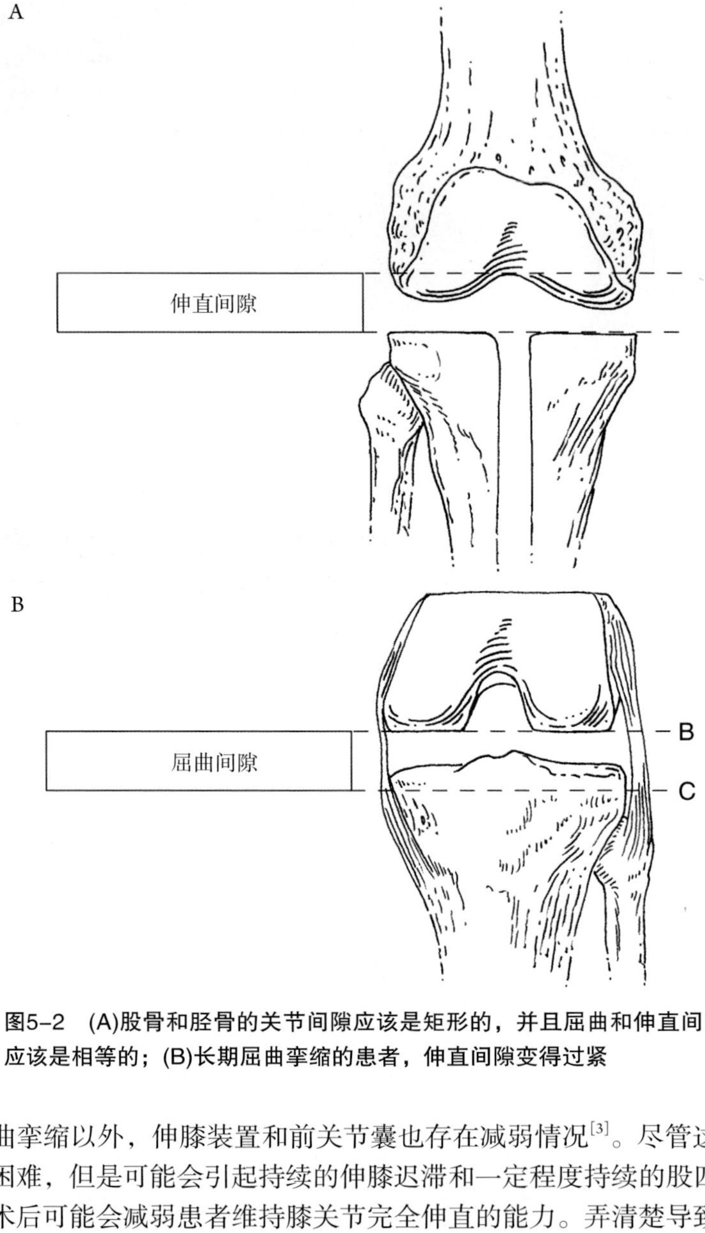


**图5-2 (A)股骨和胫骨的关节间隙应该是矩形的，并且屈曲和伸直间隙应该是相等的；(B)长期屈曲挛缩的患者，伸直间隙变得过紧**

除屈曲挛缩以外，伸膝装置和前关节囊也存在减弱情况[3]。尽管这不会给手术造成困难，但是可能会引起持续的伸膝迟滞和一定程度持续的股四头肌减弱，并在术后可能会减弱患者维持膝关节完全伸直的能力。弄清楚导致持续伸膝迟滞的潜在原因很重要，因为只有这样，膝关节才能从现在的畸形状态得到改善。

## 1 术前评估

所有患者都要进行术前评估，包括病史、既往功能情况和体格检查等。由于屈曲挛缩膝关节的姿态异常，标准的前后站立位X线可能会引起误导。这种挛缩将会相应地改变剩余的关节间隙，因为X线束可能不会平行于关节线，从而导致关节间隙消失(图5-3)。此外当X线束照射时如果存在膝关节外翻，则会相应地误导下肢力线的判断。所以，我们应该注意，要让X线平行于胫骨平台表面投射并处在一个真正的前后位。另外，力线和关节间隙的偏差将会因X线束视差而增加放大，导致模板测量的不准确。这些差别都应该在术前计划时被发现。

术前精确的前后位X线片非常重要，因为切线位X线片会造成关节间隙消失的表象而导致误判，并可能进一步导致患者被建议需要进行关节置换术。如果存在关节间隙，主要的畸形是由软组织挛缩引起的，那么这个膝关节可能只要进行单独的软组织松解就可以了。这对于静止的幼年型类风湿关节炎或保留了关节表面软骨的固定性挛缩特别重要。

有些外科医生认为术前石膏技术能够减少挛缩。这能让手术步骤更简单从而避免了术后皮肤和神经的并发症。如果挛缩是近期发生的，且在最大程度伸直膝关节时有弹性固定，则表明有可能改善膝关节伸直的情况，那么在术前反

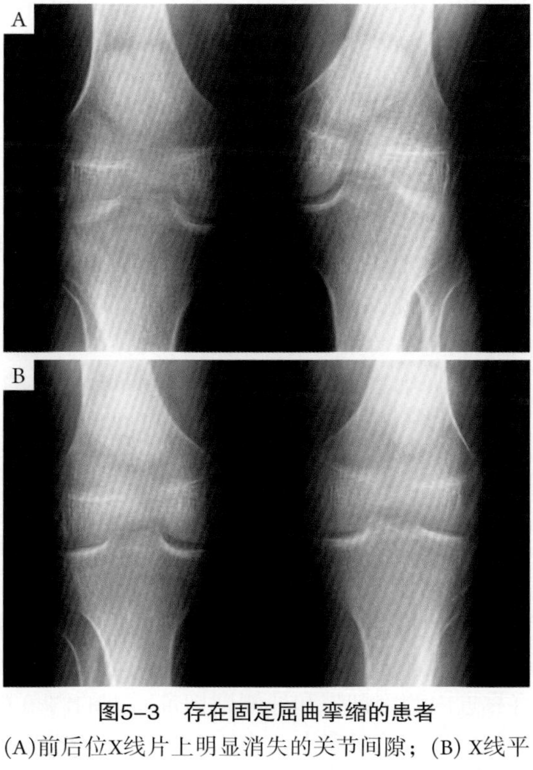


**图5-3　存在固定屈曲挛缩的患者**

(A)前后位X线片上明显消失的关节间隙；(B) X线平行于关节表面透射时显示出仍有较好的关节间隙。

复用石膏矫正来减少挛缩可能有一定作用。

术前石膏技术首先要在麻醉下进行膝关节的手法松解，并在伸直位石膏固定。石膏固定时必须非常小心，应该用垫料填塞在髌骨、跟腱和大腿后方。必须尽量避免压疮的产生。

在Convrey及同事的一项研究中[4]，23位患者的46例膝关节用石膏技术治疗，平均的矫正率为60%。该研究进行了平均41个月的随访，发现患者总的趋势是屈曲畸形的复发。但畸形在原来的基础上平均纠正了5°~11°。矫正程度的取得似乎并未受到关节破坏严重程度、矫正前的畸形程度或者步态的直接影响。使用石膏技术，膝关节的总屈曲度并没有改变。总的来说，膝关节的功能情况取决于畸形的程度。该研究也坦承在进行回顾性分析时很困难，因为存在多种不受控制的影响因素。

许多石膏技术已被广泛介绍。这些技术包括：(1)麻醉下连续石膏固定；(2)在足、前胫骨和膝关节的前方长距离开窗，随后在足跟和小腿后方放置厚的、软的垫料；(3)用螺套填充剂进行铰链；(4)牵引。大部分技术被广泛介绍但并没有科学依据。它们可能合适也可能不合适关节成形术。

很少有关于关节置换术之前使用石膏技术治疗屈曲挛缩的介绍。需要使用石膏技术的患者数量相对来说比较少，在各种不同疾病过程中伴随着程度不同的关节破坏，所以从这个方面考虑很难作出确定的推荐。但是，我们倾向于对挛缩时间比较短的年轻患者使用石膏技术，对于固定畸形和严重关节破坏的老年患者则不使用。

## 2 外科技术

标准的全膝关节置换术开始于“测量截骨法”，这种方法要求截骨量与假体的尺寸一致。一般来说，术野暴露并不困难，因为这些膝关节都有良好的屈曲功能。当完成测量截骨后，仔细把骨赘从膝关节的各个部分去除。我们用弯曲的骨刀和刮匙仔细去除股骨后髁和胫骨平台周边的骨赘(图5-4)，再评估膝关节的的屈曲间隙和伸直间隙。由于畸形的程度、固定的刚度和患者年龄的不同，操作存在非常大的差异。为了平衡屈伸间隙，软组织平衡在手术不同阶段都要进行，并在手术每一步完成后再度检查伸直间隙[5-7]。首先，利用骨膜剥离器将关节囊从股骨后方松解剥开(图5-5)。把前后交叉韧带在股骨髁间窝的附着点切除(图5-6)，并将附着在股骨后方的关节囊软组织从股骨后方切开(图5-7)。再次测量伸直间隙，如果需要进行更多的松解则向更近端切开，将腓肠肌起点从股骨进行松解。再次测量伸直间隙，如果还需要进行更多的松解，我们将靠近内侧副韧带和外侧副韧带后方的内角和外角仔细切开，但我们要避免切除侧副韧带的附着点。当切开了包括后关节囊、腓肠肌起点、后角以及侧副韧带的后方，如果伸直间隙仍然很紧，我们将在股骨远端截除更

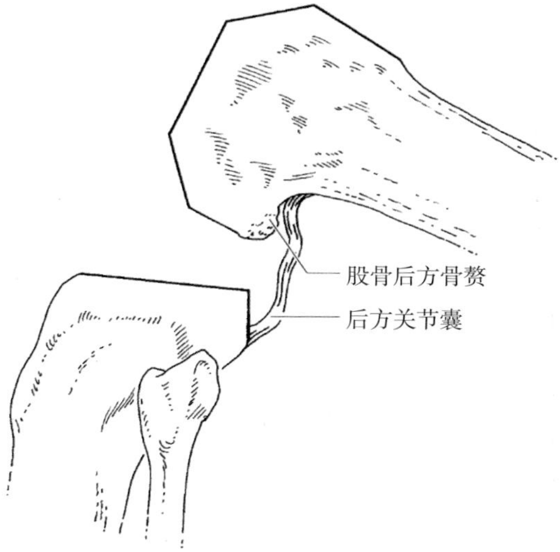


图5–4　股骨后髁的骨赘必须去除，以防后关节囊紧张导致的持续存在的屈曲挛缩

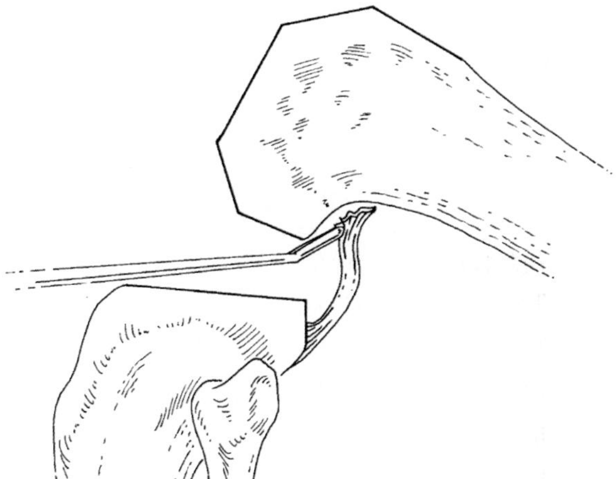

图5–5　后方关节囊变得紧缩，需要将其从股骨上松解

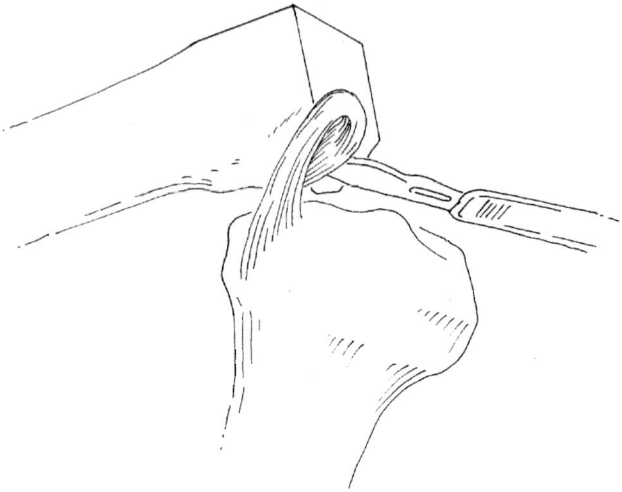

图5-6　当存在较严重的固定性屈曲畸形时，十字交叉韧带通常需要切除

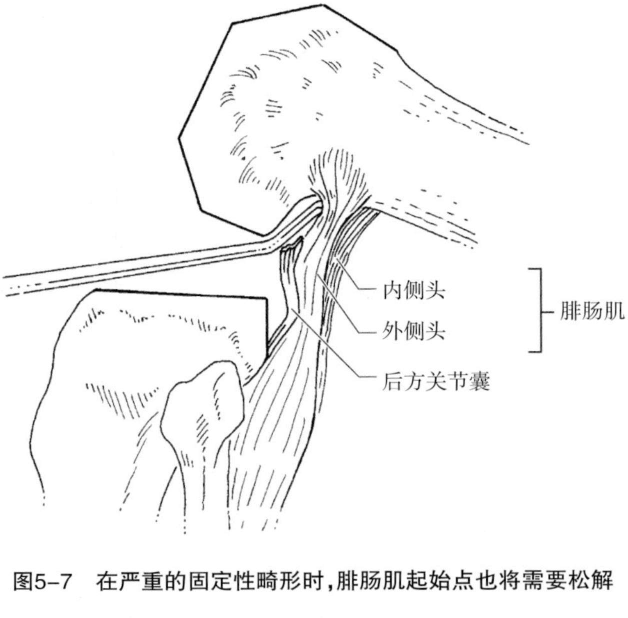


图5-7　在严重的固定性畸形时，腓肠肌起始点也将需要松解

多的骨量。股骨远端的追加截骨应该放在最后，因为这将导致关节线上移，从而极大地影响关节生物力学。

切开关节后方的软组织和适度上移关节线将矫正绝大部分畸形和屈伸间隙不等的问题。如果关节的伸直间隙仍然太紧或屈曲间隙太松，可以选择使用限制性垫片的假体来保护膝关节，避免其不稳定和半脱位，比如全髁假体Ⅲ型。屈曲挛缩无法完全矫正通常发生在极度残疾的患者，他们在术前有严重的多关节畸形并且术后将不能获得正常的活动能力。因此，这算不上一个重要的功能缺陷。

手术结束时我们喜欢矫正几乎所有的畸形。当屈曲挛缩程度较小时，我们期待膝关节能完全伸直。当屈曲挛缩超过70°时，手术时可能会残留轻度的屈曲畸形[8]。总之，我们的工作就是在手术结束时避免残留屈曲挛缩。

## 3 术后管理

初始的畸形程度影响着术后管理。对于畸形程度轻的病例，患者前方关节囊不会被过度牵张，被拉长的股四头肌也会在合适的肌张力范围内，因此仅需要常规护理和管理即可。另一方面，对于较严重的术前畸形，前方关节囊将会被牵拉，股四头肌会被拉长，将会出现持久的伸膝迟滞并随之出现畸形复发的趋势。这些患者术后应该在完全伸直的情况下予以石膏固定。石膏固定的时间将取决于畸形程度。畸形越严重，术后石膏固定的时间越久。一般来说术后石膏固定的时间为3~28 d。

由于伸膝迟滞和肌无力，患者倾向于采取屈曲位置。为了预防僵硬和畸形复发，理疗必须强调让患者每天都能够被动地完全伸直。患者在达到完全伸直前，这一过程可能需要几个月。出院后，应该详细教导患者如何达到被动的完全伸直。一旦患者的屈曲挛缩出现复发，手法推拿治疗应在最开始的几周内进行。少数情况下，还需要再度的手法推拿治疗。但不要让再发的畸形变成固定畸形，这一点非常重要。患者应该让膝关节一直维持在术中矫正的程度。

总之，这种类型的患者完成屈曲运动相对容易，所以如何维持膝关节的完全伸直是我们更应关注的地方。

## 4 并发症

在全膝关节置换术中松解固定屈曲挛缩有很大的风险，而且这种风险随着畸形严重程度的增加而增加。最严重的风险就是神经和血管损伤。当我们意识到膝关节可能会出现屈曲，则要容许部分的术前畸形再次发生。Clayton报道了20位患有类风湿关节炎并伴有严重的术前屈曲挛缩的患者，2例发生了腓神经麻痹[5]。其他的软组织问题包括伤口愈合较差、畸形复发、韧带不稳、屈曲时过度松弛。后方半脱位的发生可能源于屈曲不稳定，这是一个力学问题，应该在术中发现并用合适的截骨或假体选择来进行纠正。如果屈伸间隙不平衡无法解决，则应该选择全髁假体Ⅲ型来防止半脱位。

## 5 结果

Firestone及同事[5]对51例屈曲挛缩超过20°的膝关节进行了全膝关节置换术，并评估了手术疗效。他们选择使用后交叉韧带保留型假体。在关节置换术完成时，测量残留的屈曲挛缩为3.1°，术后3个月测量时屈曲挛缩为10.1°，术后2年测量时屈曲挛缩为7°。在术后55个月后，骨关节炎组患者屈曲挛缩从25.5°改善到3.6°，而类风湿关节炎组从28.7°改善到8.6°；骨关节炎组平均KSS评分为89分，而类风湿关节炎组为81分。膝关节在关节置换术完成时如果残留越严重的屈曲挛缩，在随访中残留的屈曲挛缩也越大。

有些研究者认为手术时没有必要完全矫正屈曲挛缩。McPhearson及同事[8]对29例术前屈曲挛缩不超过30°，挛缩程度相对较轻的患者进行了研究，但是在随后的关节置换术中屈曲挛缩并没有矫正到正常。他们注意到，屈曲挛缩的平均值从术后即刻测得的10°到术后24个月时变为了1°。这似乎表明，术中完全矫正对于小于30°的轻度挛缩患者来说似乎不是必须的。

Tanzer和Miller也得到了类似的研究结果[10]。他们的研究包括了35例膝关节术前屈曲挛缩小于30°的患者。所有的患者在术后即刻残留15°的屈曲挛缩。在随访中，他们最终残留的屈曲挛缩平均为2.9°。他们认为对于轻度的固定型屈曲挛缩没有必要在手术时完全矫正，而且术中将股骨远端进行过多的截骨是没有指征的。但是应该强调的是，这些报道都是相对轻度挛缩而言，对于严重的挛缩可能并不合适。

## 6 总结

在全膝关节置换术中，与术前屈曲挛缩相关的困难随着畸形程度的增加而增加。总的来说，通过去除骨赘和松解后方的关节囊来改善挛缩，畸形越小，切开越少。广泛而固定的畸形需要对膝关节后方和侧方进行广泛的软组织松解，而关节线的上移将增加股骨远端的截骨。术后患者应该得到较好的护理从而使他们的畸形不会复发。如果需要，石膏固定和手法推拿能够完成这一目标。最严重的并发症是神经和血管损伤，因此必须在术后进行评估。

由于极大地限制了活动和行走，屈曲挛缩的患者术前功能很差。因此，他们的膝关节一旦接受了成功的关节置换术，在术后能够完全伸直，他们将是最感激我们的患者之一。

## 参考文献

[1] Eyring EG, Murray WR. The effects of joint position on the pressure of intra-articular effusion. J Bone Joint Surg. 1964; 46A: 1235-1241.

[2] Perry J, Antonelli D, Ford W. Analysis of knee joint forces during flexed knee stance. J Bone Joint Surg. 1975; 57A: 961-967.

[3] Krackow KA. Flexion contracture. In: The Techniques of Total Knee Arthroplasty. St. Louis: Mosby; 1990; 282-294.

[4] Convery FR, Conaty JP, Nickel VL. Flexion deformities of the knee in rheumatoid arthritis. Clin Orthop. 1971; 74: 90-93.

[5] Clayton ML, Thompson TR, Mack RP. Correction of alignment deformities during total knee arthroplasty. Staged soft tissue release. Clin Orthop. 1986; 202: 117.

[6] Colwell CW. Fixed flexion contracture. In: Fu F, Harner HD, Vince KG. Knee Surgery. Baltimore: Williams & Wilkins; 1994; 74: 1391-1397.

[7] Lombardi AL, Mallory TH. Dealing with flexion contractures in total knee arthroplasty. In: Insall J, Scott N, Scuderi GR, eds. Current Concepts in Primary and Revision Total Knee Arthroplasty. Philadelphia: Lippincott, Raven; 1996.

[8] McPherson EJ, Kushner FD, Schiff CF, Friedman RJ. Natural history of uncorrected flexion contractures following total knee arthroplasty. J of Arthroplasty. 1994; 9: 499-502.

[9] Firestone TP, Krackow KA, Davis JD, Toeny SM, Hungerford DS. The management of fixed flexion contractures during total knee arthroplasty. Clin Orthop. 1992; 284: 221-227.

[10] Tanzer M, Miller J. Natural history of flexion contracture. Clin Orthop. 1989; 248: 129-134.

译者：汪龙，中南大学湘雅医院，骨科，医师，医学博士

# 第六章　膝关节置换术中骨水泥的应用

Alfred J. Tria, Jr.



## 1　简介

19世纪60年代末期就有人首次提出了膝关节表面处理和替换的观点[1-4]，直到20世纪40、50年代相关的设计才突飞猛进，但由于无法良好地进行固定，因此严重阻碍了技术的进一步发展。因为必须依赖韧带的稳定和单纯的骨-金属接触才能不让假体移位，初期的膝关节假体被限制设计成关节表面的部分置换和铰链式。直至Charnley和他的助手发明了聚甲基丙烯酸甲酯(PMMA)才突破瓶颈[5-6]。早期置换并不包括髌骨。膜性关节成形[1,2,4]、GUEPAR铰链[6]、MacIntosh插入成形[5]等潮流使得替换髌骨的表面减少了不适，代表了发展趋势。早期疗效令人鼓舞，但随之而来的松动和膝关节其他部位的关节炎导致了手术失败。

1969年Charnley团队在全髋置换术中使用了PMMA[7]。Gunston也使用此技术处理股胫关节表面并间隔开交叉韧带[8]。通过这一技术，医生们使用一些简单器械就能植入假体，在维持关节稳定的同时还可以允许关节较好地活动。由于骨水泥提供了良好的固定，1970年到1980年期间，关节设计迅猛发展。

## 2 单体、聚合物和聚合作用

PMMA来源于丙烯酸，由单体和粉剂聚合而成，变成固态时有毒性反应。固态粉剂由聚甲基丙烯酸甲酯聚合物和异丁酸甲酯苯乙烯共聚物组成，和液体单体(异丁酸甲酯)聚合时产生聚合反应将球形的共聚物分子粘合成聚甲基丙烯酸甲酯母体。常常需要添加不透X线的硫酸钡来辨识骨和金属界面，尽管轻微改变了PMMA特性，但取得了很好的视觉效果。

所有的骨水泥不完全相同。从液体经过面团到固态的聚合过程有几分钟。按时间可以分为三个阶段：最初的液态期、面团期、固态期。对各种骨水泥来说，从单体和聚合物混合开始变成一种液体物质(湿团期)通常时间很短；但是在混合的早期阶段还是有一些影响因素。外科医生很难在第一阶段干预很多，从液态变为面团的第二阶段则易受外部因素影响。聚合反应时间可随液体单体和固体聚合物粉的温度而变化。液体比固体更能控制温度，所以冷却单体在安装过程中更有效。同样，手术房间的温度会影响骨水泥固化的总时间，房间的湿度对此的影响程度就相对小一些。低温抑制单体–聚合物反应时间，会减少单体挥发，可以延长操作时间[9]。低温和湿度联合起来可以延长液态期到面团期的工作时间。不同厂家粉末颗粒直径略微差异，大直径颗粒可延长液态期，延缓面团期到固态期的转变[10]。

在真空环境中搅拌骨水泥能更彻底地减少混合气体，缩短从液态期到面团期的时间[11]。同样的，离心搅拌能移除所有空气杂质，提高骨水泥的稠度；黏度增加的同时导致液态期到面团期更为迅速的变化[12]。真空和离心能增加骨水泥36%的抗疲劳寿命[13-15]。Hansen通过冷却和真空测试了9种不同的骨水泥[9]，数据显示单独真空处理可以缩短固化时间，提高黏度。预冷却可以降低黏度，延长固化时间。在手术室将预冷却和真空结合在一起可以延长操作时间，降低黏度，以便骨水泥能更好地渗透入骨。Burke和Hansen都发现，不同厂家的骨水泥差异显著。

厂家能控制单体和聚合体变成液态后的厚度(黏度)。“低黏度”骨水泥保持液态时间较长，因为薄的稠度增加了骨表面的渗透力。延长液态期通常会缩短面团期的时间，因此在手术室的操作时间会有细微不同。液态期的混合物更容易粘附于表面，摸起来更“粘手”。液态期需要注射器和注射枪来使用骨水泥[16]。

最后阶段是面团期到固态期。与第一阶段(液态)类似，此阶段受外界因素(例如温度、湿度、真空、离心)影响较小。不同品牌之间的骨水泥在此阶段的时间变化不大。

每种厂家的骨水泥都试图保持自己独特的特性，因此外科医生更换品牌前需充分了解它们的特性。不同厂家的骨水泥在黏度、各个期的时间方面均有所不同。外科医生可根据自身的技术特点选择合适的品牌，或者所有病例都选择同一品牌，只是个别调整温度、真空、离心因素。大多外科医生偏爱使用同一品牌并在使用中根据实际情况作出相应调整。

Palacos、CMW、Simplex和Zimmer Regular代表了市场上一些常用的品牌骨水泥，而Palacos由于添加了抗生素在欧洲市场上使用得更普遍。

骨水泥的骨渗透性是一把双刃剑，这取决于外科医生的需求。需要提出的第一类问题是：假体周围理想的骨水泥覆盖物是多厚？理想的固定需要多少骨水泥？合适的厚度是多少？全髋关节置换的大量文献报道称，理想的骨水泥厚度是2~5 mm[17]，膝关节不像髋关节那样有明确的限定，因为股骨侧和胫骨侧有显著差异。股骨组件覆盖股骨远端并同时转化压力。有资料显示，股骨侧无需使用骨水泥[18-19]，胫骨侧因承受较大的旋转和弯曲应力而需要与骨很好地固定，当然需要确切的骨水泥覆盖。理想的骨水泥厚度受多因素影响。良好的渗透力理论上可导致更牢固的固定和更少的假体松动。安放骨水泥的放热反应可发生骨坏死随之带来间隙的松动[20]。机械切割装置(锯片、旋转叶片)对骨切割塑形时升温、或者骨水泥的聚合作用、或者单体渗透进骨都可导致骨水泥界面的骨坏死。

56 ℃时蛋白开始变性，骨胶原蛋白的凝固温度是70 ℃以上。根据Jefferis的报道，尸体标本大转子骨胶原蛋白的凝固温度是72 ℃[21]。体内膝关节的股骨远端和胫骨近端骨水泥界面的温度为53 ℃~65 ℃。因此，骨水泥安放过程中不大可能发生明显的基质变性，但不排除细胞死亡的可能性。单体的聚甲基丙烯酸甲酯有毒，在聚合过程中从骨水泥团浸出。目前仍不清楚单体对其周围骨是否有确切的影响[22]。

Ryd使用能量仪器测量，显示诱导骨坏死的临界温度是47 ℃。实验室使用八齿摆锯片对牛骨做试验，测到的温度是34 ℃~450 ℃，体内记录的是45 ℃~ 100 ℃。因此，放热反应或机械切割可导致骨-骨水泥界面的坏死[23]。然而，Schultz的数据表明这些影响可以忽略不计[24]。Boss发现植入物的骨床没有坏死，只有骨质和类骨质上一层薄的纤维膜出现[20]。这时可以得出安全的结论：在骨水泥型全膝关节置换中的热效应是没有临床意义的。

## 3 PMMA特性

骨水泥安放后作为一种介质必须与假体和骨相互作用，它不是粘合剂，加压才能发挥最大效能。骨水泥的杨氏弹性模量比皮质骨和金属假体低，比松质骨高，比聚乙烯略高。因为骨-骨水泥界面比骨水泥-假体界面更重要，所以骨水泥的弹性模量最好接近其接触的骨。现在的骨水泥弹性模量有细微的不同，但都比接触的假体低100~200倍。因此，骨水泥可接受但不是最理想的[25]。

真空可使骨水泥产生更少的孔隙率，增加黏度。离心亦影响骨水泥，它能使最后的固体减少空气，固定更牢。Davies反复对离心过的骨水泥进行拉力、压力测试，显示它有更好的抗疲劳特性。在生理张力水平下，他发现11个未离心的标本中有8个不能经受1 000万次的循环测试，发生了破裂，平均测试次数是180万次，而所有11个离心标本经历1 000万次循环测试都保持完整[12]。

## 4 添加剂

骨水泥混合物中最常用的添加剂就是抗生素。膝关节初次置换时不常添加，翻修或先前有感染时常常使用。尽管添加物改变了骨水泥特性，但它的抗疲劳性能没有改变。Askew发现妥布霉素-骨水泥复合体的孔隙率增加了2倍，但抗弯强度没有显著变化[26]。如果抗生素以粉末形式添加，骨水泥特性则只是有轻微改变；如果是以液体形式添加则对骨水泥特性的影响较大，不推荐使用。添加抗生素后，每部分骨水泥都可以释放药物到周围软组织，具体情况根据所使用的粉末颗粒的大小、渗出的比率的不同而有所不同。因此再一次提醒外科医生，认真了解所使用特殊骨水泥的特性是至关重要的。

## 5 骨水泥固定技术

作者在后稳定型膝关节假体中使用骨水泥固定所有构件。两份骨水泥每间隔2~3 min就必须进行单独搅拌。多数外科医生使用一份骨水泥固定所有部件，这样做能节省费用和时间；但这要求医生们必须迅速安装部件，大大增加了安放位置不良的可能性。

我们目前使用Simplex牌骨水泥较多，因为它的液态期、面团期和最后安放期的时间差不多。髌骨组件可以和股骨组件几乎同时被安放。一旦面团期混合物不再“粘手”就可使用骨水泥了。用一个夹钳将髌骨组件固定在骨床的合适位置。骨水泥涂抹在处理完暴露的骨表面和真正的股骨部件后髁面，将股骨部件压实打紧在股骨远端。股骨后髁面常常被股骨部件遮挡而显露不清，那部分的接触相当重要。因此我们在后髁面涂抹骨水泥以确保良好覆盖。当部件打紧压实在骨表面时，特别是骨水泥覆盖骨表面后，常见趋势是股骨假体装放在屈曲位。当设计有短的髁螺栓时这种趋势就减弱，但是不是所有的系统都有螺栓。因此最好用手工进行操作，在使用机械打压装置前可调整早期的位置。

在使用两份骨水泥的情况下，我们就会有时间移除股骨侧多余的骨水泥而不用等待骨水泥全部置入后再进行处理，两份骨水泥的间隔时间通常是2~3 min。最后阶段安放胫骨组件确保股骨组件不翘起，而过分显露胫骨放置骨水泥时又需要确保它不脱出，这时，股骨侧的观察就显得非常重要。

在后稳定型假体中胫骨侧的骨水泥固定通常放在最后。我们偏爱使用这种骨水泥是因为它的液态期稍长，能更好地渗透入胫骨近端。手工涂抹骨水泥在胫骨髓内开口处封堵上孔，用大拇指加压，迫使骨水泥进入骨干段。此技术利用了骨水泥在远段骨干髓腔内的“膨胀”特点，胫骨干“加压”技术的主要缺点是移除骨水泥复合物困难，同时增加了骨量丢失。作者采用此技术做了大约1 000例手术，有3例胫骨松动(同系列中有6例股骨松动)。不到5例胫骨部件由于感染需要取出，取出胫骨托和骨水泥时没有发现明显的骨质累及。作者自己都认为此技术仍然存在争议。

清除胫骨托周围多余的骨水泥，用轻微的人力保持膝关节于伸直位，利于组件加压于骨表面。如果患者有骨质疏松(例如类风湿膝关节)，需要小心伸直操作以避免骨质塌陷而影响假体固定。再一次清除多余的骨水泥，彻底放置好位置，为了保持骨–骨水泥界面的洁净，可以待骨水泥固化后再松止血带。

根据学习曲线和假体设计，我们的技术可以进行个性化处理。目前美国交叉韧带保留型(CR)膝关节假体比后稳定型(PS)使用得更普遍。CR假体通常“混合”固定。胫骨和髌骨首先用骨水泥固定，然后非骨水泥设计的股骨组件被固定在股骨远端。尽管节省了部分骨水泥，但非骨水泥固定的股骨组件要略微昂贵些。因此，非骨水泥假体确实节约了时间，是否节省了费用仍然存疑。

依据胫骨托的设计，骨水泥固定胫骨部件有几个变化因素。一些胫骨托设计有3~4 cm长度的中央髓内杆。大多数外科医生用骨水泥固定下表面，包括髓内杆。但是，欧洲医生通常只用骨水泥固定下表面，髓内杆的表面没有特殊诱导骨长入的物质，也不涂骨水泥。对大多数设计者来说不推荐使用后种技术，但最终由手术医生决定。短的髓内杆设计初衷是为了分担骨干周围的载荷，如果有一些骨长入，或髓内杆骨水泥鞘传递载荷到周围骨，这样就能发挥最大的功能。如果髓内杆有骨水泥覆盖或全程骨长入，翻修难度加大，可能导致更多的骨量丢失。但是，不良的固定又可导致松动，进而导致翻修率增加。

另外一些胫骨托设计有长、宽大约为10 mm的短螺栓，和下表面一起可使用骨水泥。因为费用问题，一些新的设计又回归为全聚乙烯胫骨组件。这种设计需要整个部件(包括髓内杆)都使用骨水泥。

## 6 总结

目前，在膝关节成形术中，膝关节外科医生仍然面临着他们所信赖的固定方式的抉择。两个流派都建立了良好的理论基础，且非骨水泥固定的长期随访结果与骨水泥固定方式的随访结果基本等同。随访15年至20年的文献可以得出这一可靠的结论[27-30]，有良好骨长入的全膝关节可维持终生的稳定，唯一的问题可能是由于聚乙烯磨损导致的。非骨水泥假体的主要问题就是早期松动。几乎所有的文献报道均称在胫骨侧松动的发生率约为1%。究其原因，可能是由于外科技术未能建立完全的、可接受的表面接触导致的。如果这是真的，提高外科技巧应当可以降低松动的发生率。新的切割装置(例如研磨设备)和导向器的应用提高了精确性，增加了接触。然而，如果术后为了保证关节活动度而早期进行关节锻炼，则松动是界面微动不可避免的结果。这种情况下，松动是个永恒存在的难题。

骨水泥假体15~20年的长期随访结果亦表现卓越。早期松动很少出现，发生率远低于1%。但是，骨水泥覆盖物的最终失效一直让人困扰。迄今为止，15~20年的记录还没有统计出最终的失效率。一些研究者认为失败不可避免。然而，外科医生必须在众所周知的早期松动率相对高的非骨水泥假体和理论上会最终会失败只是目前还没表现出来的骨水泥假体间作出抉择。

有鉴于此，作者倾向于骨水泥固定，并期待非骨水泥技术的改进。

## 参考文献


[1] Verneuil AS. Affection articular du genou. Arch med. 1863.

[2] Baer WS. Arthroplasty with the aid of animal membrane. Am J Orthop Surg. 1918; 16: 1-29, 171-199.

[3] Campbell WC. Arthroplasty of the knee: Report of cases. Am J Orthop Surg. 1921; 19: 430-434.

[4] Brown JE, McGaw WH, Shaw DT. Use of cutis as an interposing membrane in arthroplasty of the knee. JBJS. 1958; 40: 1003-1018.

[5] MacIntosh DL. Arthroplasty of the knee in rheumatoid arthritis (abstract). JBJS. 1966; 48: 179.

[6] Mazas FB, GUEPAR. GUEPAR total knee prosthesis. Clin Orthop.1973; 94: 211-221.

[7] Charnley J. The reaction of bone to self-curing acrylic cement: a longterm histological study in man. J Bone Joint Surg. 1970; 52B: 340-353.

[8] Gunston FH. Polycentric knee arthroplasty: prosthetic simulation of normal knee movement. JBJS Br. 1971; 52: 272-277.

[9] Hansen D, Jensen JS. Prechilling and vacuum mixing not suitable for all bone cements. J Arthroplasty. 1990; 5: 287-290.

[10] Bloch B, Haken JK, Hastings GW. Evaluation of cold curing acrylic cement for prosthesis stabilization. Clin Orthop. 1970; 72: 239.

[11] Wixson RL, Lautenschlager EP, Novak MA. Vacuum mixing of acrylic bone cement. J Arthroplasty. 1987; 2: 141-149.

[12] Davies JP, O'Connor DO, Burke DW, Harrigan TP, Harris WH. The effect of centrifuging bone cement. J Bone Joint Surg. 1989; 71B: 39-42.

[13] Burke DW, Gates EI, Harris WH. Centrifugation as a method of improving tensile and fatigue properties of acrylic bone cement. J Bone Joint Surg. 1984; 66: 1265-1273.

[14] Lidgren L, Drar H, Moller J. Strength of polymethylmethacrylate increased by vacuum mixing. Acta Orthop Scand. 1984; 55: 536.

[15] Robinson RP, Wright TM, Burstein AH. Mechanical properties of polymethylmethacrylate bone cements. J Biomed Mater Res. 1981; 15: 203.

[16] Miller J, Krause WR, Krug WH, Eng B, Kelebay L. Low voscosity cement. Clin Orthop. 1992; 276: 4-6.

[17] Ebramzadeh E, Sarmiento A, McKellop HA, Llinas A, Gogan W. The cement mantle in total

hip arthroplasty. Analysis of long term radiographic results. J Bone Joint Surg. 1994; 76: 77-87.
[18] Homsy CA, Cain TE, Hessler FB, Anderson MS, King JW. Porous implant systems for prosthesis stabilization. Clin Orthop. 1972; 89: 220-235.
[19] Cook SD, Thomas KA, Haddad RJ. Histologic analysis of retrieved human porous-coated total joint components. Clin Orthop. 1988; 234: 90-101.
[20] Boss JH, Shajrawi I, Dekel S, Mendes DG. The bone cement interface: histological observations on the interface of cemented arthroplasties within the immediate and late phases. J Biomater Sci Polym Ed. 1993; 5: 221-230.
[21] Jefferis CD, Lee AJC, Ling RS. Thermal aspects of selfcuring polymethylmethacrylate. J Bone Joint Surg. 1975; 57: 511-518.
[22] Dahl OE, Garvik LJ, Lyberg T. Toxic effects of methylmethacrylate monomer on leukocytes and endothelial cells in vitro. Acta Orthop Scand. 1994; 65: 147-153.
23] Toksvig-Larsen S, Ryd L, Lindstrand A. Temperature influence in different orthopaedic sawblades. J Arthroplasty. 1992; 7: 21-24.
[24] Schultz RJ, Johnston AD, Krishnamurthy S. Thermal effects of polymerization of methylmethacrylate on small tubular bones. Int Orthop 1987; 11: 277-282.
[25] Swanson SAV, Freeman MAR. Methylmethacrylate as a bonding agent. In: The Scientific Basis of Joint Replacement. New York: Wiley and Sons; 1977: 151-152.
[26] Askew MJ, Kufel MF, Fleissner PR, Gradisar IA, Salstrom SJ, Tan JS. Effect of vacuum mixing on the mechanical properties of antibiotic impregnated polymethylmethacrylate bone cement. J Biomed Mater Res. 1990; 24: 573-580.
[27] Scuderi GR, Insall JN, Windsor RE, Moran MC. Survivorship of cemented knee replacements. J Bone Joint Surg. 1989; 71: 798-803.
[28] Stern SH, Insall JN. Posterior stabilized prosthesis. Results after followup of nine to twelve years. J Bone Joint Surg. 1992; 74: 980-986.
[29] Moran CG, Pinder IM, Lees TA, Midwinter MJ. Survivorship analysis of the uncemented porous-coated anatomic knee replacement. J Bone Joint Surg. 1991; 73: 848-857.
[30] Whiteside LA. Cementless total knee replacement. Nine to 11 year results and 10 year survivorship analysis. Clin Orthop. 1994; 309: 185-192.

译者：文霆，中南大学湘雅医院，骨科，副教授，副主任医师，医学博士

# 第七章　非骨水泥型全膝关节置换术

Aaron A. Hofmann and David F. Scott



## 1　简介

现阶段非骨水泥型全膝关节置换术与骨水泥型有着同样的成功率。临床结果显示，早期的非骨水泥型全膝关节置换在假体设计和发展方面有着同样的问题[1,3]，并与早期的骨水泥型假体类似[2,4]。一些早期的非骨水泥型膝关节置换结果欠佳，特别是带有金属底座的髌骨置换[5-10]。同样，类似于骨水泥型全膝关节置换，非骨水泥型全膝置换在假体设计和临床疗效方面也取得了明显的进步[11-12]。在力线要求、韧带平衡、精确截骨等方面，两种假体是类似的。为了获得长久稳定的固定，非骨水泥假体可能比骨水泥型假体需要更高的手术精度，需要通过特定的假体设计改进来获得优化。非骨水泥固定有其优点，特别是对于年轻、活动量大的患者来说，其预期生存时间长，需要更为持久的固定界面，以保证再次手术时有更好的骨接触面积。如果初次膝关节置换时能避免使用多孔涂层的柄和锚定钉，将来若行翻修手术，就能保留更多的的多孔容积内有骨长入[24](图7-1)。

## 4 非骨水泥假体的设计：几何学

### 4.1 股骨和胫骨假体的设计

模拟膝关节正常运动力学的解剖设计对于非骨水泥型全膝关节置换术来说是很重要的。光滑的铆钉是更好的选择，如果胫骨假体有柄，也应该是非多孔层的表面。股骨假体应该是双金属的设计，这在之前已经讨论过了。它需要较深的滑车沟，这样能增加运动范围，减少髌骨半脱位或脱位的可能[2]，还能防止髌骨假体过度的应力和磨损。它应和股骨远端形成6°夹角，以得到合适的髌骨轨迹。较深的滑车沟能够避免伸膝装置的功能性短缩，这通常发生在滑车沟较浅的膝关节中。

胫骨平台的外侧要比内侧小5~6 mm[26]。不对称的胫骨面设计能够提供更好的覆盖，避免软组织撞击。采用对称性的设计，将会低估内侧平台的大小或者超过外侧平台的大小[27-29]。使用对称性设计的胫骨假体，如果外侧没有发生悬挂，则胫骨平台的覆盖是不充分的[27-28]。胫骨的覆盖和初始稳定性能够通过两个6.5 mm的钛合金多孔骨小梁金属螺钉加强，其能增强假体周围四个光滑的铆钉。如果需要在较软的骨质获得固定(例如类风湿关节炎患者，骨质疏松的女性患者)[30]，推荐在胫骨假体中央使用光滑的柄。

### 4.2 髌骨假体的设计

带金属底座的髌骨假体的失败，原因在于金属底座周围的聚乙烯厚度不够，股骨假体缺少解剖型的较深的滑车沟。我们更喜欢选择的髌骨假体[31]是穹顶型的聚乙烯假体，边缘至少有3 mm厚的聚乙烯层，边缘无悬挂(图7-2)。髌骨假体的固定通过其边缘三枚光滑的铆钉钉入平整的骨面来加强，通过卡入髌骨骨床2~3 mm以容纳带金属底座的髌骨假体的厚度，而不至于使髌骨-假体复合体的厚度过大，这对于防止带金属底座的髌骨假体的并发症而言是很关键的。

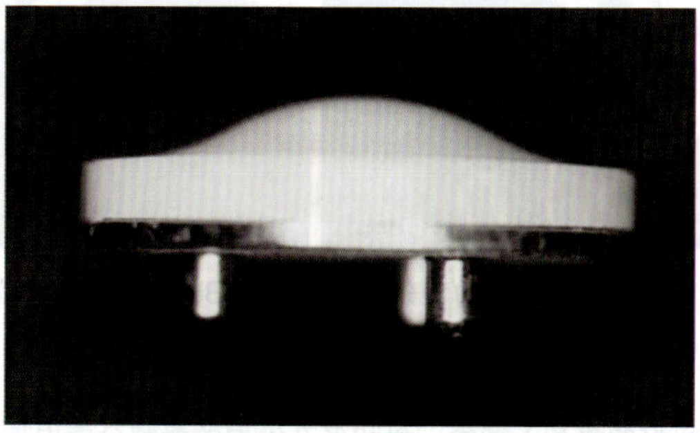

图7-2　带金属底座的Natural-Knee(TM)髌骨假体示意图，其边缘的聚乙烯至少厚3 mm

## 5　非骨水泥假体的力线和运动力学

### 5.1　重建正常力线

解剖学和影像学研究表明正常的关节线是水平的。平均的股胫角是外翻6°，其中股骨远端相对于下肢力线平均外翻8°~9°，胫骨近端平均内翻2°~3°(范围为0~6°)[32]，关节线平行于地面。按照这些角度，通过全膝置换来重建下肢力线。这将会使下肢的机械轴稍微偏向胫骨平台内侧髁，以将下肢应力均匀分布于解剖不对称的胫骨平台。采用这种方法重建将不需要额外的股骨假体外旋。

大多数的全膝关节置换器械会使用一些稍有不同的关节线，它垂直于下肢力线(股骨头中心到踝关节中心)，因为胫骨的截骨是垂直于胫骨的长轴。关节线重建后通常与水平地面呈2°~3°的角度。Krakow称这种力线为“标准力线”[33]。股骨假体应该外旋3°来补偿这种对线导致的软组织不平衡(图7-3)。

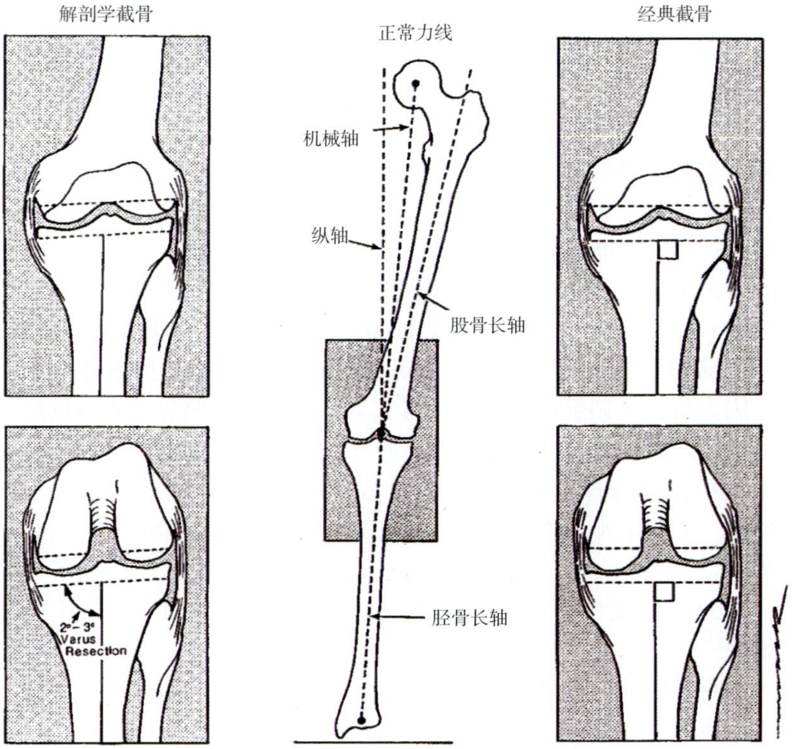


图7–3　解剖和经典力线，注意关节线相对水平地面的成角

我们更倾向于尽可能地解剖重建膝关节力线，以获得膝关节正常的运动力学。通常来说，为了正确地放置假体，对于外翻膝胫骨截骨应垂直于力线轴，对于内翻膝应该在冠状面内轻度内翻，而股骨远端截骨则和解剖轴呈6°外翻。这将实现总力线有4°~6°的外翻，以利于患者获得更好的髌骨轨迹。虽然器械允许行4°、6°或者8°截骨，推荐股骨远端行标准的6°外翻截骨。解剖轴的夹角能够在平片上进行测量，但因为旋转的缘故可能有1°~2°的误差。如果股骨开髓点偏内或偏外，或者髓内定位杆不在股骨髓腔正中间，力线可能会偏离真正的解剖轴。

## 5.2 重建解剖

等量截骨法[33]用来重建膝关节表面，是通过参考股骨髁、胫骨平台最完整、最少受影响的部分，以及髌骨内侧关节面最厚的部分，骨面截掉多少则用假体补充多少。这样能够重建骨的解剖以及正常的关节线。膝关节的旋转测试和电脑模拟显示，截骨的水平与股骨远端假体的补偿量相关，并且在膝关节的运动学和力线平衡中起重要的作用。假体的厚度如果与截骨的厚度相同，将为膝关节在整个运动过程中提供接近正常内外翻和旋转的稳定的作用，能获得极好的临床效果。

股骨滑车沟的水平通过分步的前斜截骨得到解剖重建，这可以将骨面截成适合深滑车沟股骨假体的形状，能获得髌股关节的稳定性，很少需要进行外侧松解，即使需要也不广泛。通过维持正确的髌股关节线来避免髌股关节过大的压应力，这将减少磨损和髌骨骨折，也可以避免失败。

胫骨的截骨在矢状面上是平行于关节线的。因为胫骨正常的后倾角度不是固定的(范围为4°~12°)，这个截骨角度必须根据个体化的胫骨后倾角来决定[34]。如果机械地固定截骨的后倾角度不变，则不能模拟出膝关节正常的运动学，因为后交叉韧带可能太松或者太紧。另外，按照患者本身的胫骨后倾角行胫骨截骨，能极大地改善患者胫骨骨床的压力承受能力。按照患者胫骨后倾角截骨比机械地垂直于解剖轴行胫骨截骨，患者骨床的压应力承受能力能提高40%[34]。按照解剖后倾行胫骨截骨也能避免胫骨假体的前方下沉。近来我们的基础科学研究显示，如果按照解剖后倾进行截骨，骨小梁将平行于合力的方向[35]。这项研究也解释了我们之前的研究结果显示的生物力学强度为何会得到增强[34]。

如果存在明显的解剖变异，可以用髓外定位，指向事先确定好的股骨头中心来进行定位。

## 5.3 后交叉韧带保留或替代

这在学术界一直有争论，有些学者认为后交叉韧带保留型假体能保护正常的膝关节运动学、维持股骨的后滚，股骨有更大的活动度、股四头肌力量更好、患者爬楼梯效果更好、髌骨并发症更少、也降低了前后剪切应力，因此减少了股骨假体的骨面–假体面剪切应力[36-41]。

屈伸间隙的平衡很大程度上取决于手术前后交叉韧带的状况。在外翻膝或固定屈曲挛缩畸形的膝关节中，后交叉韧带挛缩，要获得屈伸间隙平衡是比较困难的，应该切除后交叉韧带。对于炎症性关节炎患者或者严重的退行性关节炎患者来说，其后交叉韧带通常不完整或者缺失。如果切除后交叉韧带或者后交叉韧带无功能，膝关节的稳定则取决于后交叉韧带的替代者[42-44]。在传统的后交叉韧带替代型膝关节中，聚乙烯垫片后面部分中间有立柱，与股骨假体中间横行的凹槽形成关节。当膝关节屈曲到75°，立柱–凹槽开始接触，以防止胫骨向后脱位，维持股骨后滚。虽然这种设计被证明是有效的，但也有相关的并发症，比如后方脱位或失败。为了改进后稳定型膝关节的临床结果，有学者设计了一种更为匹配的(高度匹配)胫骨聚乙烯内衬(图7-4)，这种内衬的前方得到增强，达到了12.5 mm，关节面更为匹配，用以在前后平面稳定股骨，5年的临床结果显示这种内衬是成功的[45]。

## 5.4 髌骨内置

文献报道髌骨轨迹不良在初次膝关节置换的并发症中占到了1%~20%，高达50%的膝关节翻修和髌骨的并发症有关[4,46-47]。髌骨轨迹不良有很多原因，包括术后膝关节外翻、胫骨或股骨假体内旋、冠状面上胫骨或股骨假体位置不

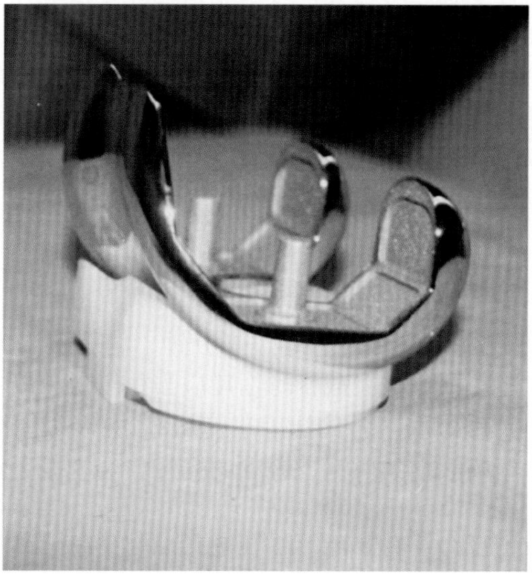

图7–4　高度匹配的聚乙烯内衬和标准的股骨假体

良、髌骨假体位置不佳等[48-54]。一般来说，髌骨轨迹不良的纠正方法是进行外侧支持带的松解。外侧支持带松解可能带来的问题包括增加术后疼痛、伤口愈合并发症、康复延迟、损坏髌骨血供等[15-17,19,27]。我们发现，髌骨假体位于髌骨中间的患者有46%的需要进行外侧支持带的松解，而髌骨假体相对内置超过解剖最高点或矢状面脊时，只有17%的患者需要进行松解[55]，这项技术在后面的相关章节还会进行详细描述。必须强调的是，医生们在实际病例中必须遵循之前提及的假体设计和手术操作，以减少髌骨并发症。

## 6 手术技术

### 6.1 手术入路

对于很多全膝关节置换患者来说，股内侧肌下入路是更好的选择[56]，资深学者表示有80%的患者采用此入路。股肌下入路不能使用于髌骨外翻困难的患者，比如之前有外侧间室的瘢痕(胫骨截骨)、肥胖、或曾行内侧关节切开术者。使用股肌下入路，顺通皮肤的方向切开覆盖在股内侧肌的大腿深筋膜。钝性分离将筋膜与股内侧肌分开，确定股肌的下角，钝性分离并提起肌间的隔膜，将股内侧肌腹向前提起。如果有较大的张力，切断髌骨中间水平位置与内侧关节囊连着的横向腱性附着点，保留下方滑膜的完整。

之后纵行切开关节囊，贴近髌骨及髌韧带。从内侧缘切入髌下脂肪垫，除非多余，否则并不完全切除，以减少出血。慢慢地极度屈曲膝关节，同时将髌骨外翻、脱位，以获得股骨远端最佳的显露。如果髌骨外翻有困难，比如肥胖或者轻度外翻伴髌骨半脱位的患者，可以适当地部分松解外侧，并放置髌骨把持装置以协助外翻。

初步地近端松解胫骨软组织，范围需要到达胫骨后内侧角。去除所有的骨赘以辨认真正的骨性标志和范围。如果有明显的畸形，在截骨前可能需要进一步的软组织松解以确认相关骨性标志，但通常只有在试模放置到位时才能达到目的。

### 6.2 截骨

如果骨有损伤且温度高于47 ℃超过一分钟，将会有骨的吸收与结缔组织的形成[57]。为了控制热损伤，在截骨时锯片应当持续地予以冲洗降温。没有水的冲洗，任何的锯或钻都会使骨的温度迅速增高达170℃。所有的截骨都应当使用全新的锯片和精确固定的摆锯。锐利的锯片将会减少手术的时间，也会减少对骨的损伤。

为了确保获得极好的截骨平面，去除锯片的阻挡物，所有的截骨都尽量平齐截骨模块。股骨髁间窝切迹的顶端可能有偏心的高点阻挡，可能需要另行计划截骨方法。这个阻挡的点必须去除以确保股骨假体安放于中间位置，截骨时锯片可以适当抬高，可以用另外的截骨模块测量截骨面是否足够平。

### 6.3 后交叉韧带的保留

为了保留后交叉韧带，使用小号锯片，截取8~9 mm，放置一个小的1/4英尺的骨刀在韧带前方，深度刚好达到韧带，防止锯片截到后方。

### 6.4 测量截骨技术

合适的关节线水平对于正常的膝关节运动极其重要。股骨远端的力线杆用打在股骨内外髁的螺钉固定，螺钉一直到达股骨远端缺损。如果内外髁都有骨缺损(比如内风湿关节炎)，两枚调节螺钉都要打得更深以补偿软骨的缺损(2~3 mm)，此操作不会抬高关节线。

如果患者的胫骨近端有正常的内翻，范围是0~6 °[32]，最好是采用2 °的内翻截骨，以得到一个更为对称的楔形的胫骨近端。这将显著地改善软组织的平衡，使得关节线在合适的方向。使用卡尺测量截下来的胫骨块有正常软骨的部分。预测间隙时，应增加1 mm摆锯锯片的厚度。

在髌骨作任何的截骨之前，应使用卡尺测量其最大的厚度。髌骨切除部分的厚度应当和髌骨假体的厚度相当，除非髌骨有严重的磨损。增加髌骨-假体复合体的厚度将会增加髌股关节的应力，并导致髌骨轨迹不良，增加磨损，可能需要行外侧松解。为了更好地固定髌骨，将10 mm的髌骨假体钻孔入骨面2~ 3 mm是临床上常用的操作。

### 6.5 胫骨侧大小

术者应当选择最大号的胫骨平台假体，但不能悬挂。内侧的悬挂是鹅足滑囊炎的原因之一[58]，应当避免。通过不对称的胫骨平台试模，最大程度上覆盖截骨后的胫骨平台，能获得准确大小的胫骨假体。

### 6.6 髌骨内置

使用1/8英寸的钻，矢状面上髌骨中间最高棘垂直钻入，深度约为12 mm。然后在骨与软骨交界面进行髌骨截骨，去除7 mm左右的骨。找到之前钻的孔，将其作为髌骨假体置入的标志。这是髌骨假体内置的操作方法。然后使用髌骨大小测量器确定合适的髌骨假体大小，其中央放置于钻孔位置，以重建患者髌骨原来的高点。并且在髌骨假体周边有持续的骨性缘边环绕(图7-5)。朝内侧偏心放置髌骨3~4 mm，使用这种技术来实现更好的髌骨轨迹，改善之前讨论的临床结果。

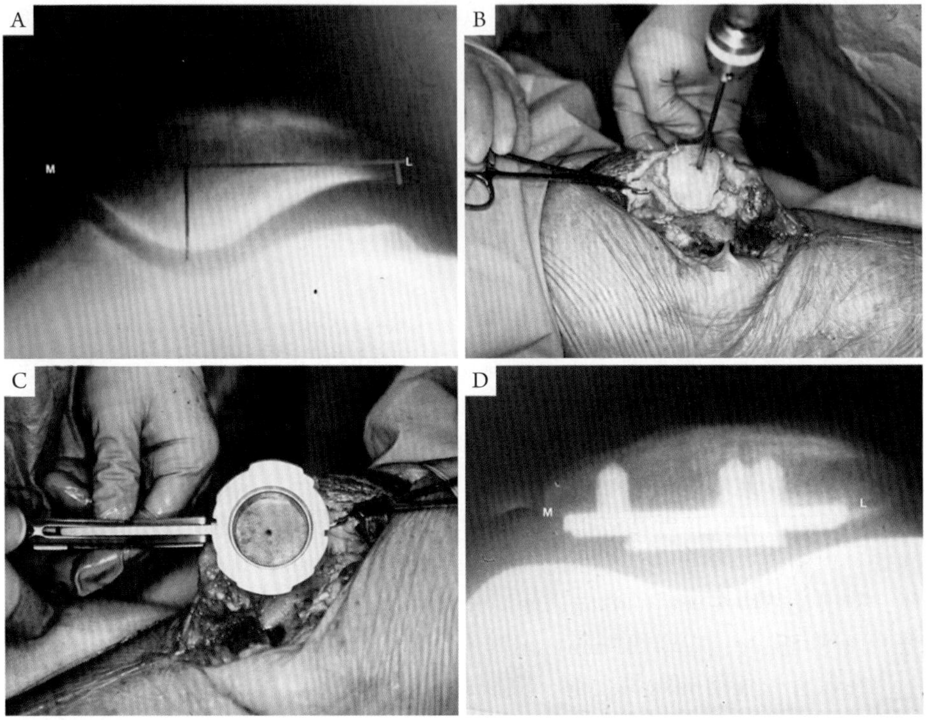


图7–5 (A) 术前的影像学显示髌骨的最高棘在矢状位的偏内侧；(B)在矢状棘的中间钻孔以内侧放置髌骨假体；(C)将髌骨磨锉放置于钻孔标志的中央；(D)术后平片显示髌骨假体偏内侧放置

## 6.7 试模复位

在试模复位前，抬起股骨，使用3/4英尺的弧形骨刀取出股骨后方的骨赘，骨赘的清理对于膝关节最大程度的屈曲是必须的。

完全伸直位以及20°屈曲位，完全屈曲位分别检查膝关节的稳定性。如果后交叉韧带完整。手术台上必须达到完全伸直，试模时股骨假体应当在胫骨试模的中央。如果是后交叉韧带切除型，应该选择更厚一些的聚乙烯垫片，因此而导致的轻度的屈曲畸形将在术后6个月内消除。如果患者有超过10°的内外翻畸形或者超过10°~15°的屈曲挛缩畸形，应该选择后交叉韧带替代型假体。

## 6.8 假体置入–自体骨移植

从切除的胫骨骨片下方获取泥浆样的自体松质骨(图7-6)，可以使用髌骨磨锉来获取。这种生物“骨水泥”应用在所有的胫骨、股骨、髌骨表面。在内翻膝中，外侧的骨比内侧更疏松，因此更应小心涂抹，在假体与骨床界面使用这种骨浆，以获得更好的接触。这也能加强这一区域的骨质，重建软骨下骨床。

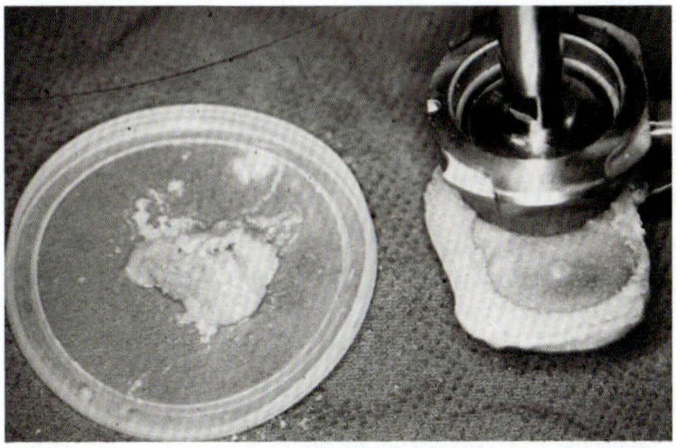

**图7–6　从切除的胫骨骨片下方获取泥浆样的自体松质骨，使用髌骨锉来磨锉胫骨骨片，获取的自体骨泥放置于旁边的塑料托盘中**

## 7　临床结果

非骨水泥型全膝置换术早期的临床结果不尽一致，一些报道的结果比不上后期设计的骨水泥型假体[1-3,59]。然而，随着器械、假体的发展，允许使用更为精确的骨质准备，以及更为充分、合理的生物力学设计，后来几个不同系列的生物型全膝关节置换10年的临床随访结果已经与最好的骨水泥全膝置换的结果相当。

Whiteside[13]报道了265例使用了生物型全膝置换假体的患者的10年生存率。其中1例在9~11年的随访期出现松动并且进行了翻修，5例膝关节因为感染而翻修，5例膝关节因为磨损严重而翻修了髌骨和胫骨假体，其早期是因为髌骨磨损，晚期则累及到了胫骨假体。包括感染导致的失败在内，这组患者10年的生存率为94%。手术后10年，83.7%的患者没有疼痛、6.1%的患者有轻微的疼痛、8.2%的有中度疼痛、2%的有重度疼痛。患者术前的平均膝关节屈曲度为110°，术后两年增加到了115°，在之后的整个随访过程中没有发生改变。

Laskin[14]报道了96例使用了生物型膝关节(Tricon-M假体)的患者2年的随访结果。每一位患者都和另外一位骨水泥假体患者配对了年龄、身体状态和诊断。术后这两组患者在疼痛、活动度、稳定性和患者满意度方面并没有明显的区别。

Rosenburg和Colleagues[15]报道了132位使用了生物型假体的患者和139位使用了Miller-Galante骨水泥假体的患者3~6年的临床结果。固定技术的选择取决于患者的年龄、骨的质量以及推迟全负重的能力。8例骨水泥膝和6例生物型膝关节假体需要翻修。没有骨水泥膝关节因为松动失败，2例生物型膝关节因为胫骨假体松动而失败。

Buechel和其同事[60]报道了147例使用了生物型膝关节假体的患者的结果，

假体包括全髁型股骨假体、旋转型带金属底座的髌骨假体，以及旋转平台胫骨假体。双交叉韧带保留型假体的6年生存率为100%。后交叉韧带保留型假体的6年生存率是97.9%，旋转平台的6年生存率是98.1%。在其第二项报道中，80例进行了非骨水泥型全膝置换的患者，术后12年有96.3%的有良好或者极好的临床结果[61]。

资深学者(AAH)[31,62]报道了6~10年的非骨水泥型全膝关节置换的临床结果。1985—1989年，作者完成了302例非骨水泥后交叉韧带牺牲型全膝关节置换。假体是钛合金多孔涂层的Natural Knee ™(Intermedics Orthopedics，Inc Austin，Texas)。这种假体有较深的股骨滑车沟和两枚光滑的铆钉，带三枚铆钉的金属底座髌骨假体，胫骨平台通过四枚光滑金属铆钉固定，并且是不对称的解剖型胫骨平台设计，其外侧平台较内侧平台小4 mm。术后6~10 年，59位患者死亡，31位失去随访，仍然有212位患者有长期的随访结果。每次随访都获得了精确的影像学评估，包括使用X线透视精确评估假体界面[63-64](图7-7)。术前平均的HSS评分是58分，平均屈曲度为105°。排除需要重新手术的病例，患者术后平均的HSS评分是99分，平均屈曲度为122°。没有因假体下沉或者松动而需要翻修的情况。至今为止有15位患者需要翻修。9位患者因为后交叉韧带的缺损，需要更换全匹配的聚乙烯内衬。2位患者因为感染而翻修，2位患者因为胫骨假体过大而翻修。9例髌骨假体翻修使用了更新设计的金属底座髌骨假

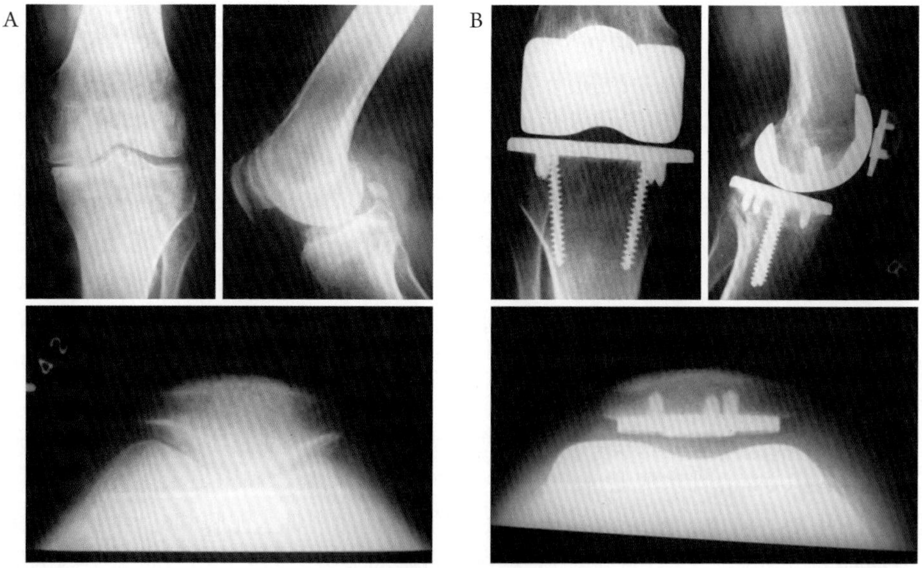

图7–7 (A)术前的X片，膝关节骨关节炎带内翻畸形，选择使用非骨水泥全膝关节置换；(B)术后9年，影像学评估假体位置良好，没有放射性透亮线；天际线X片显示聚乙烯垫片的厚度、胫骨假体界面骨保存良好

体，带有更厚的聚乙烯层。2例因为髌骨并发症而翻修，其中一个因为髌骨轨迹不良，另一个因为假体磨损。术后6~10年，总的假体生存率如下：股骨假体为98%，胫骨假体为98%，聚乙烯垫片为95%，带金属底座的髌骨假体为96%。

## 8 结论

近10年来临床随访的报道结果证实，在遵循假体设计原则和手术操作技术原则的前提下，生物型全膝关节置换使用于年轻、活动量大的患者能获得极好的临床结果。如果手术器械能够进行精确的截骨，并且在截骨界面采用自体颗粒骨移植，能保证假体和患者骨均在位良好。如果假体不带多孔涂层的假体铆钉或柄，翻修时能保护骨床，这对生存期长的年轻患者来说很重要。作者相信对于需要进行全膝关节置换的年轻患者来说，因为其更高的功能和骨质保留要求，非骨水泥固定假体是骨水泥固定之外的一个很好的选择。

## 参考文献

[1] Hungerford DS, Krakow KA. Total joint arthroplasty of the knee. Clin Orthop. 1985; 192: 23-33.

[2] Moreland JR. Mechanisms of failure in total knee arthroplasty. Clin Orthop. 1988; 226: 49-64.

[3] Ranawat CS, Johanson NA, Rimnac CM, Wright TM, Schwartz RE. Retreival analysis of porous-coated components for total knee arthroplasty. A report of two cases. Clin Orthop. 1986; 209: 244-248.

[4] Insall JN, Hood RW, Flawn LB, Sullivan DJ. The total knee prosthesis in gonarthrosis. A five- to nine-year follow-up of the first one hundred consecutive replacements. J Bone Joint Surg. 1983; 65A: 619-628.

[5] Anderson H, Carsten E, Frandsen P. Polyethylene failure of metalbacked patellar components. Acta Orthop Scand. 1991; 62: 1-3.

[6] Baech J, Kofoed H. Failure of metal-backed patellar arthroplasty. Acta Orthop Scand. 1991; 62: 166-168.

[7] Bayley JC, Scott R, Ewald F, Holmes G. Failure of the metal-backed patellar component after total knee replacement. J Bone Joint Surg. 1988; 70-A: 668-673.

[8] Lombardi A, Engh G, Volz R, Albrigo J. Fracture/dissociation of the polyethylene in metal-backed patellar components in total knee arthroplasty. J Bone Joint Surg. 1988; 70-A: 675-679.

[9] Rosenberg A, Andriacci T, Barden R, Galante JO. Patellar component failure in total knee arthroplasty. Clin Orthop. 1988; 236: 106-114.

[10] Stulberg D, Stulberg B, Hamati Y, Tsao A. Failure mechanisms of metalbacked patellar components. Clin Orthop. 1988; 236: 88-105.

[11] Davies JP, Jasty M, O' Conner DO, Burke DW, Harrigan TP, Harris WH. The effect of centrifuging bone cement. J Bone Joint Surg. 1989;71B: 39-42.

[12] Miller J. Fixation in total knee arthroplasty. In: Insall J, ed. Surgery of the Knee. New York: Churchill Livingstone; 1984: 717-728.

[13] Whiteside LA. Cementless total knee replacement. Nineto eleven-year results and 10-year survivorship analysis. Clin Orthop. 1994; 309: 185-192.

[14] Laskin RS. Tricon-M uncemented total knee arthroplasty. A review of 96 cases followed for longer than two years. J Arthroplasty. 1988; 3: 27-38.

[15] Rosenberg AG, Barden RM, Galante JO. Cemented and ingrowth fixation of the Miller-Galante prosthesis. Clinical and roentgenographic comparison after three- to six-year follow-up studies. Clin Orthop. 1990;260: 71-79.

[16] Mont MA, Mathur SK, Krakow KA, Loewy JW, Hungerford DS. Cementless total knee arthroplasty in obese patients. A comparison with a matched control group. J Arthroplasty. 1996; 11: 153-156.

[17] Whiteside LA. Fixation for primary total knee arthroplasty: cementless. J Arthroplasty. 1996; 11: 125-127.

[18] Jones LC, Hungerford DS. Cement disease. [Review]. Clinical Orthopaedics & Related Research. 1987; 225: 192-206.

[19] Leland RH, Hofmann AA, Bachus KN, Bloebaum RD. Biocompatibility and bone response of human osteoarthritic cancellous bone to a titanium porous-coated cobalt chromium cylinder. Transactions of the Society for Biomaterials. 1991; 14: 153 (abstract).

[20] Hofmann AA. Response of human cancellous bone to identically structured commercially pure titanium and cobalt chromium alloy porous coated cylinders. Clin Mater. 1993; 14: 101-115.

[21] Bloebaum RD, Bachus KN, Mitchell W, Hoffman G, Hofmann AA. Analysis of the bone surface area in resected tibia. Implications in tibial component subsidence and fixation. Clin Orthop. 1994; 309: 2-10.

[22] Bloebaum RD, Bachus KN, Momberger NG, Hofmann AA. Mineral apposition rates of human cancellous bone at the interface of porous coated implants. J Biomed Mater Res. 1994; 28: 537-544.

[23] Bloebaum RD, Rhodes DM, Rubman MH, Hofmann AA. Bilateral tibial components of different cementless designs and materials: microradiographic, backscattered imaging, and histologic analysis. Clin Orthop. 1991; 268: 179-187.

[24] Bloebaum RD, Rubman MH, Hofmann AA. Bone ingrowth into porouscoated tibial components implanted with autograft bone chips: analysis of ten consecutively retrieved implants. J Arthroplasty. 1992; 7: 483-493.

[25] Hofmann AA, Bloebaum RD, Rubman MH, Bachus KN, Plaster R. Microscopic analysis of autograft bone applied at the interface of porous-coated devices in human cancellous bone. Int Orthop. 1992;16: 349-358.

[26] Krug WH, Johnson JA, Souaid DJ, Miller JE, Ahmed AM. Anthropomorphic studies of the proximal tibia and their relationship to the design of knee implants. Trans Orthop Res Soc. 1983; 8: 402 (abstract).

[27] Branson PJ, Steege J, Wixson RL, Stulberg SD. Rigidity of initial fixation in noncemented total knee tibial components. Trans Orthop Res Soc. 1987; 12: 293 (abstract).

[28] Dupont JA, Weinstein AM, Townsend PR. Tibial plateau coverage in total knee replacement. Tenth Annual Meeting Society for Biomaterials 1984; Washington, DC (abstract).

[29] Westrich GH, Haas SB, Insall JN, Frachie A. Resection specimen analysis of proximal tibial anatomy based on 100 total knee arthroplasty specimens. J Arthroplasty. 1995; 10: 47-51.

[30] Lee RW, Volz RG, Sheridan DC. The role of fixation and bone quality on the mechanical stability of tibial knee components. Clin Orthop. 1991; 273: 177-183.

[31] Evanich CJ, Tkach TK, von Glinski S, Camargo MP, Hofmann AA. Six to ten year experience using countersunk metal-backed patellae. J Arthroplasty. 1996; In Press.

[32] Moreland JR, Bassett LW, Hanker GJ. Radiographic analysis of the axial alignment of the lower extremity. J Bone Joint Surg. 1987; 69-A: 745-749.

[33] Krakow KA. The Technique of Total Knee Arthroplasty. St. Louis: C.V. Mosby; 1990: 118-137.

[34] Hofmann AA, Bachus KN, Wyatt RWB. Effect of the tibial cut on subsidence following total knee arthroplasty. Clin Orthop. 1991; 269: 63-69.

[35] Bachus KN, Harman MK, Bloebaum RD. Stereoscopic analysis of trabecular bone orientation in proximal human tibias. Cells Mater. 1992;2: 13-20.

[36] Andriacchi TP, Galante JO, Rermier RW. The influence of total knee replacement design on walking and stair climbing. J Bone Joint Surg. 1982; 64-A: 1328-1335.

[37] Ewald FC, Jacobs MA, Miegel RE. Kinematic total knee replacement. J Bone Joint Surg. 1984; 66-A: 1032-1040.

[38] Kelman GJ, Biden EN, Wyatt MP, Ritter MA, Colwell CW. Gait laboratory analysis of a posterior cruciate-sparing total knee arthroplasty in stair ascent and descent. Clin Orthop. 1989; 248: 21-25.

[39] Ranawat CS, Hansraj KK. Effect of posterior cruciate sacrifice on durability of cement-bone interface. Orthop Clin N Amer. 1989; 20: 63-69.

[40] Dorr LD, Ochsner JL, Gronley J. Functional comparison of posterior cruciate-retained versus cruciate-sacrificed total knee arthroplasty. Clin Orthop. 1988; 236: 36-43.

[41] Shoji H, Wolf A, Packard S, Yoshino S. Cruciate-retained and excised total knee arthroplasty. Clin Orthop. 1994; 305: 218-222.

[42] Insall JN, Lachiewcz PF, Burstein AH. The posterior stabilized condylar prosthesis: a modification of the total condylar design. J Bone Joint Surg. 1982; 64-A: 1317-1323.

[43] Scott WN, Rubenstein M, Scuderi G. Results after knee replacement with a posterior cruciate-sparing prosthesis. J Bone Joint Surg. 1988;70-A: 1163-1173.

[44] Scuderi GR, Insall JN. The posterior stabilized knee prosthesis. Orthop Clin N Amer. 1989; 20: 71.

[45] Hofmann AA, Tkach TK, Evanich CJ, Camargo MP. Posterior stabilization in total knee arthroplasty with use of an ultracongruent polyethylene insert. Orthopedic Transactions. 1996; (abstract).

[46] Cameron HU, Federhow DM. The patella in total knee arthroplasty. Clin Orthop. 1982; 165: 196-199.

[47] Clayton ML, Thirpathy R. Patellar complications after total condylar arthroplasty. Clin Orthop. 1982; 170: 152-155.

[48] Brick GW, Scott RD. The patellofemoral component of total knee arthroplasty. Clin Orthop. 1988; 231: 163-178.

[49] Anouchi YS, Whiteside LA, Kaiser AD, Milliano MR. The effects of axial rotational alignment of the femoral component on knee stability and patellar tracking in total knee arthroplasty demonstrated on autopsy specimens. Clin Orthop. 1993; 287: 170-177.

[50] Briard JL, Hungerford DS. Patellofemoral instability in total knee arthroplasty. J Arthroplasty. 1989; S87-S97.

[51] Grace JN, Rand JA. Patellar instability after total knee arthroplasty. Clin Orthop. 1988; 237: 184-189.

[52] Merkow RL, Soudry M, Insall JN. Patellar dislocation following total knee replacement. J Bone Joint Surg. 1985; 67-A: 1321-1327.

[53] Nagamine R, Whiteside LA, White JE, McCarthy DS. Patellar tracking after total knee arthroplasty: the effect of tibial tray malrotation and articular surface configuration. Clin Orthop. 1994; 304: 263-271.

[54] Rhoads DD, Noble PC, Reuben JD, Mahoney OM, Tullos HS. The effect of femoral component position on patellar tracking after total knee arthroplasty. Clin Orthop. 1990; 260: 43.

[55] Hofmann AA, Tkach TK, Evanich CJ, Camargo MP, Zhang Y. Patellar component medialization in total knee arthroplasty. J Arthroplasty. 1997; 12(5): 155-160.

[56] Hofmann AA, Plaster RL, Murdock LE. Subvastus (southern) approach for primary total knee arthroplasty. Clin Orthop. 1991; 269: 70-77.

[57] Krause WL. Temperature elevations in orthopaedic cutting operations. J Biomech. 1982; 15: 267-275.

[58] Scott RD, Santore RF. Unicompartmental replacement for osteoarthritis of the knee. J Bone Joint Surg. 1981; 63A: 536-544.

[59] Collins DN, Heim SA, Nelson CL, Smith P. Porous-coated anatomic total knee arthroplasty. A prospective analysis comparing cemented and cementless fixation. Clin Orthop. 1991; 267: 128-136.

[60] Buechel FF, Pappas MJ. Long-term survivorship analysis of cruciatesparing versus cruciate-sacrificing knee prostheses using meniscal bearings. Clin Orthop. 1990; 260: 162-169.

[61] Beuchel FF. Cementless meniscal bearing knee arthroplasty: 7 - to 12- year outcome analysis. Orthopedics. 1994; 17: 833-836.

[62] Tkach TK, Evanich CJ, Hofmann AA, Camargo MP, Zhang Y. Six to ten year follow-up with cementless fixation. Orthopedic Transactions. 1996; (abstract).

[63] Magee FP, Weinstein AM. The effect of position on the detection of radiolucent lines beneath the tibial tray. Trans Orthop Res Soc. 1986; 11: 357 (abstract).

[64] Mintz AD, Pilkington CA, Dip T, Howie DW. A comparison of plain and fluoroscopically guided radiographs in the assessment of total knee arthroplasty. J Bone Joint Surg. 1989; 71A: 1343-1347.

译者：杨序程，中南大学湘雅医院，骨科，主治医师，医学博士

# 第八章　全膝关节翻修术的三步技术

**Kelly G. Vince and Daniel A. Oakes**



## 1　简介

膝关节翻修术需要恢复失败的膝关节导致的混乱秩序。一旦移除失败的膝关节假体、骨水泥和无用的骨质，将会出现一个较大的空洞，此时，术者需要面对关节稳定性、活动度、假体的重新固定、骨缺损的重建以及恢复解剖关节线等问题。毋庸置疑，翻修有各种各样的方法，但有一点是肯定的，有条理的方法是必须的，否则重建将注定失败(图8-1)。

这一章节提出，任何膝关节不管原来失败的原因是什么，都应该采用三个步骤进行重建。术者必须做到：(1)重建胫骨平台；(2)屈曲位获得膝关节稳定；(3)伸直位获得膝关节稳定[1-3]。这些步骤在之前的章节已经进行了部分讲解，其基于20世纪70年代初纽约特种外科医院John Insall、 Chit Ranawat和Peter Walker等人在为全髁膝关节假体所制定的人工膝关节置换手术原则[4-5]。我们将这些概念应用于膝关节翻修手术，将其扩展应用于处理失败膝关节的僵直并明确每一个步骤。严格遵守这些骤顺序，就能一步接一步地完成一台成功的膝关节翻修手术(表8-1)。

尽管当前的工具可以让每个外科医生做出很好的初次膝关节置换术，其依赖各种骨性标志作为参考。但对于失败的膝关节来说却不存在这些骨参考。因此，手术器械用于翻修手术并不可靠。然且，骨缺损并不是关节外科医生翻修术中面对的最大挑战，更大的问题在于软组织。有了强化的概念和试模作基

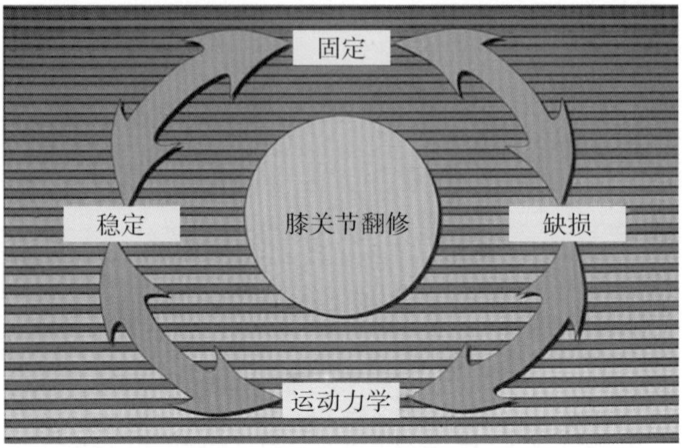


图8-1　翻修手术的问题图解

表8-1　三步翻修膝关节

| 步骤 | 目标 | 关键点 |
|---|---|---|
| 1 | 胫骨平台的建立 | 胫骨影响屈曲间隙和伸直间隙，它是一切翻修基础 |
| 2 | 膝关节屈曲稳定 | 股骨假体大小及放置位置决定屈曲稳定性 |
| 2(A) | 选择股骨假体 | 不要简单地将假体连接到剩余的骨头 |
| 2(B) | 股骨端假体旋转 | 假体一定不能在内部旋转。感受后方残余骨，股骨髁能作为引导，使用后外侧来就诊，内部旋转 |
| 2(C) | 关节线 | 通常小的股骨假体导致一个更高的关节线 |
| 决策 1 | 间隙不稳 | 由于软组织松解失败引起屈曲间隙太大，从而影响股骨假体在屈曲时的稳定性，这时需要用限制性假体或者进行韧带重建 |
| 3 | 伸直间隙稳定 | 安置股骨假体要么更近或更远去建立一个等同于屈曲间隙的伸直间隙 |
| 决策 2 | 内翻外翻不稳 | 侧副韧带无力时使用限制性假体或者韧带重建是必须的 |

础，术者才能够理解变化各异的骨缺损、各种可塑性的畸形，以及过于紧张和未松解的韧带。

本章节既不讨论失败膝关节置换术的诊断，也不涉及失败膝关节组件的取出技术。必须强调的是，在没有建立一个准确的力学解释之前切勿尝试翻修。翻修无法解释的疼痛膝关节将导致糟糕的结果。

## 1.1　第一步，重建胫骨平台(图8–2)

胫骨平台是膝关节重建的基础。不论膝关节处于什么位置，胫骨关节面都与膝关节功能有关。股骨远端仅在完全伸直位承受负荷，股骨后髁仅在屈曲位承受负荷，但胫骨一直是与其关节的部分。胫骨“平台”的措辞是有目的的。在这一阶段不要关注关节面，后面将会讨论到。

失败膝关节的胫骨近端可能有各种各样的破坏。尽管需重视质量好的宿主骨，可以使用各种截骨导向器、通过移除明显薄弱和可有可无的组织，以得到较为理想的胫骨平台表面。此时可以确定胫骨平台的骨缺损，但无法消除。为了尽量消除骨缺损所做的任何截骨，都不能以牺牲良好的骨质为前提。

许多膝关节翻修术中需要应用髓内加强固定，此时打开髓腔，应使用手动铰刀来验证术前影像资料上测量的髓腔内径。胫骨骨道内的骨质不可随意去除，因其皮质相对较薄。使用合适大小的胫骨延长杆试模与胫骨假体试模部件连接，一旦胫骨假体置入髓腔便可确定需重建的骨缺损。假如安装到髓腔的延长杆与胫骨长轴不平行，延长杆可能相对不规则髓腔过宽，此时需要使用更小或者偏心的延长杆。

现阶段有几个不同的分类系统用以描述膝关节翻修术中的骨缺损。在苛刻的手术过程中，最简单的方法将是最有用的。包容性缺损有骨边缘来把持移植骨，可以填充颗粒骨移植物，如来自膝关节的自体骨、磨碎的新鲜冷冻骨或冻干同种异体骨片。非包容性缺损，如胫骨组件下沉导致内翻，最容易用模块化楔块来处理。包容性缺损与非包容性缺损合并存在时则需要一个综合的方法——包容性缺损区域植骨而非包容性缺损区域则在植骨的顶部使用垫块来重建(表8-2)。

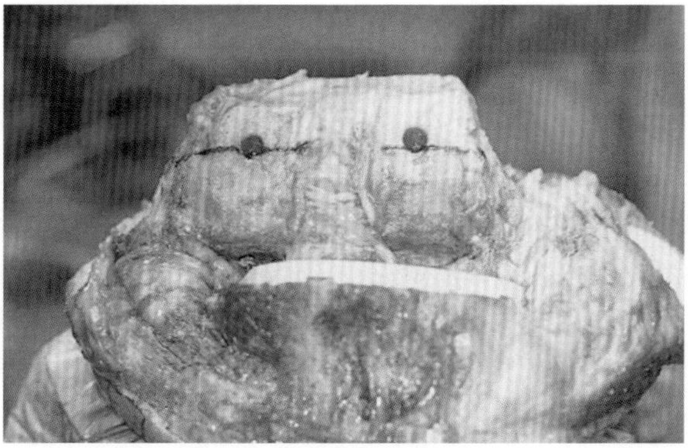

图8–2　重建后的胫骨平台

表8–2　应对骨缺损的方法

| 骨缺损 | 办法 |
|---|---|
| 包容性缺损区域 | 颗粒骨移植物 |
| 非包容性缺损 | 模块化楔块 |
| 大量缺损 | 结构植骨 |

如果缺损巨大，几乎无法提供安放膝关节组件的宿主骨，通常需要使用结构植骨来重建。遇到这些不常见的情况，仍应按照本章节讲述的这三个步骤进行重建。

在这个阶段，胫骨缺损可以进行重建，骨水泥型的胫骨组件也可以均衡地打入到位以节省时间。这是因为胫骨平台不影响我们如何重建膝关节的力线、稳定性和活动。我们在胫骨的基础上重建膝关节。屈伸时的松与紧通过股骨组件进行调整。尽管如此，为了让我们能有尽量多的选择，最好将胫骨试模放置到位，留意可能存在的骨缺损类型并计划好当我们植入最终假体时应该如何进行重建。

## 1.2 第二步，膝关节屈曲位的稳定(图8–3)

### 1.2.1 选择使膝关节屈曲稳定的股骨假体型号

选择使膝关节屈曲稳定的股骨假体型号。常见和致命的错误，是通过测量现有的骨量，简单地选择与大小匹配的股骨假体。这样的话将导致几乎所有的病例都出现股骨组件过小的问题，重建的膝关节在屈曲位不稳或股骨远端需过度截骨，须使用过厚的聚乙烯衬垫。这将引起难以接受的关节线过度上移。

应忽略股骨远端残余的骨量，默认其骨量正常，利用术中取出的股骨假体与对侧膝关节侧位X线片(如果未手术)来估计翻修股骨假体的大小。最后选择的翻修股骨假体的型号将取决于其前后径，这对于膝关节屈曲的稳定来说是必需的。翻修的股骨假体型号不由残余骨决定，而由软组织决定，尤其是侧副韧带。

膝关节屈曲的稳定性不仅取决于股骨组件的大小，也取决于其前后位置。除非原有的假体过大为翻修假体留下了较好的后髁，否则原手术的失败、假体的移除将使后髁的骨质破坏丢失，进而导致翻修假体的固定受到影响。这正是使用股骨后方垫块的目的。垫块能填补骨缺损，让术者能够选择一个合适的较大的股骨假体，从而使膝关节屈曲更稳定。如果没有的话，我们将被迫选择过小的假体。

在骨有缺陷的情况下，由于缺损或骨质软化，需使用髓内延长杆增强固定。这些都会影响股骨假体的位置和膝关节的屈曲稳定性。延长杆会引起一些问题，如果选择大的延长杆，则股骨假体位置的横向调节范围将会极小[6]。根据股骨的形态可能导致假体位置过度内外翻、过伸或过屈、过度前移或后移。应用相对小号的骨水泥固定延长杆(尽管不希望骨水泥在股骨髓腔内)于股骨髓腔，可通过调节其前后位置来影响屈曲间隙。

在试图确定股骨假体大小的时候可能会出现间隙不匹配的情况。在任何翻

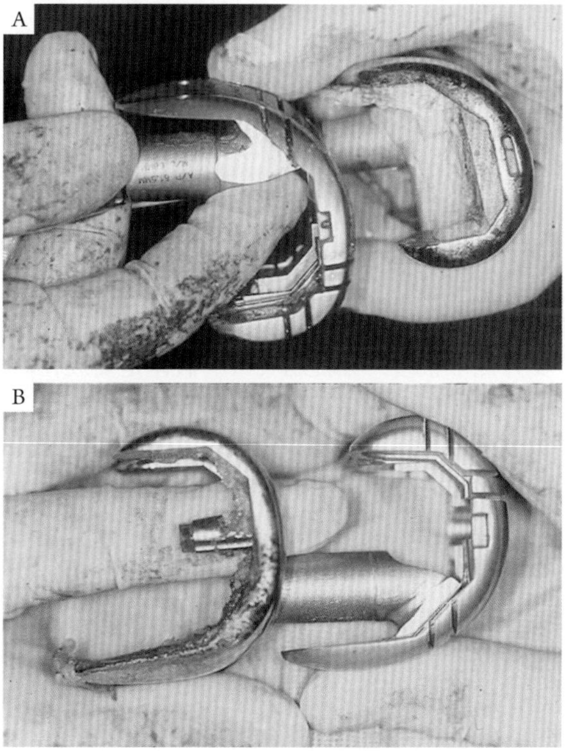

**图8–3　股骨假体与取出假体的比较**

(A)如果膝关节屈曲位松弛，选择大号的假体；(B) 如果原假体型号正确，选择同型号的翻修假体

修手术中都必须明确这一重要且不寻常的的情况。简而言之，由于软组织的破坏导致过大的屈曲间隙，可能是不可调节的间隙不匹配，无法通过常规的软组织松解和选择股骨假体型号来平衡以获得类似伸直间隙的平衡。当侧副韧带，特别是内侧副韧带已经被拉伸，我们似乎无法找到一个足够大的股骨假体来使膝关节屈曲稳定、除非使用过厚的聚乙烯衬垫。此时所需的股骨假体可能过大以至于超过股骨髁的横向尺寸。我们面对的是一个无法简单地通过前后径的调整来达到屈曲稳定的膝关节。

如果翻修术中膝关节间隙不匹配，术者面临两种选择，要么接受膝关节屈曲松弛同时使用限制型假体进行保护，要么将股骨侧副韧带前移[7]。我们倾向于在所有的情况下都避免使用铰链型膝关节，而是选择重建韧带和使用非链接型限制假体装置。作出决定后，就能选择股骨假体的大小、位置以及合适厚度的垫片，如此困难的关节置换手术也就完成了。

### 1.2.2 外旋位放置股骨假体

股骨假体在股骨髓腔内的旋转必须正确。内旋放置会引起髌骨轨迹不良和很多伸膝装置的问题。标志翻修时股骨假体外旋的参照有两个：通髁轴和存留后髁骨的高度。

通髁轴，一条连接内外上髁(侧副韧带股骨止点)的虚构连线，由外旋量决定，其决定了侧副韧带的附着点及其相应的功能性长度。膝关节后方的存留后髁骨的高度是另一个可靠的参照。尽管无法看到，但可触及，将膝关节屈曲90°，将手指由后髁往上滑动至股骨后方皮质即可感觉到(图8-4)。如果股骨后髁内侧剩余骨量比外侧多很多，则提示失败的假体是安放在内旋位的，反之则提示假体外旋。

同时，不要被剩余骨所迷惑而将股骨假体放置于内旋位。骨缺损使用垫块重建。通常我们的经验是将后方垫块放置在外侧来纠正内旋。

### 1.2.3 重建关节线

我们看到膝关节屈曲稳定性是由股骨翻修假体的大小和位置来决定的。要达到完全稳定需要将聚乙烯衬垫置入，由股骨假体后髁高度和胫骨衬垫联合匹配屈曲间隙的大小。股骨假体与聚乙烯衬垫的接触点就是关节线。那髌骨放在哪里(图 8-5 )?

术者面对的挑战是应尽可能地使假体关节线高度靠近解剖关节线。最佳的接近解剖关节线的存留标志是什么？为获得理想的关节线，在屈膝90°，髌骨下极的位置是一个容易识别且可靠的参照物，理想的情况是关节线在髌骨下极以远。在两个不同型号屈曲位均稳定但需要不同厚度聚乙烯衬垫的股骨假体间作选择时，应选择能够获得最佳髌骨高度的组合。

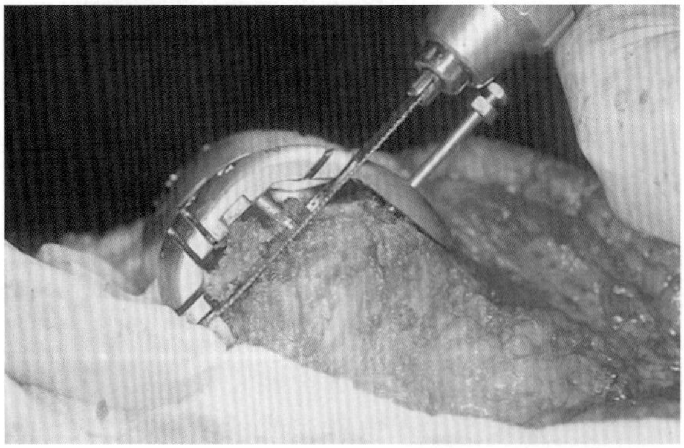

**图8–4　股骨假体的转动位置可以经扪及后方股骨髁确定**

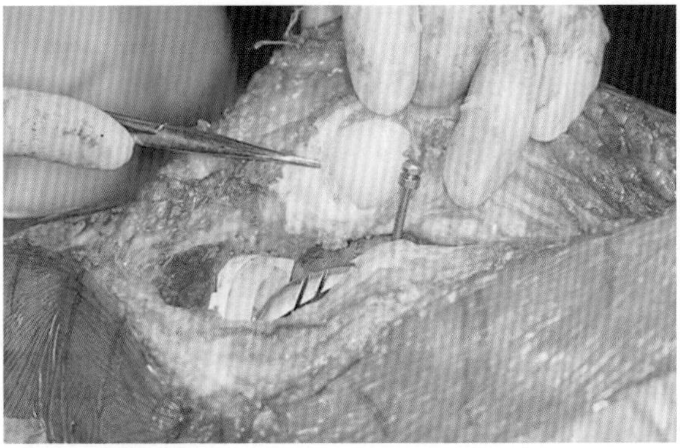

图8-5　股骨假体与聚乙烯衬垫表面的接触点就是关节线，图示髌骨高度

### 1.3　第三步，安置股骨假体使膝关节伸直稳定(图8-6)

这一步比较容易。股骨假体放置于股骨远端后必须没有过伸和屈曲挛缩。如果试模时出现过伸，股骨假体需使用远端垫块使其放置得更远。由于初次置换的失败导致骨丢失，此时绝大多数翻修术中术者会选择更厚的聚乙烯垫块而不是股骨远端垫块，这会使第二步达到的稳定性失衡，在第二步中，膝关节在屈曲位是稳定的。

偶尔，术者需要切除部分股骨远端来获得伸直稳定。这种情况可出现在失败的伴有屈曲挛缩的膝关节，特别是关节线在初次置换时有下移的病例。当股骨远端截骨后，检查的目的不是为了配合过厚的衬垫，这会导致关节线上移，引起间隙不匹配。

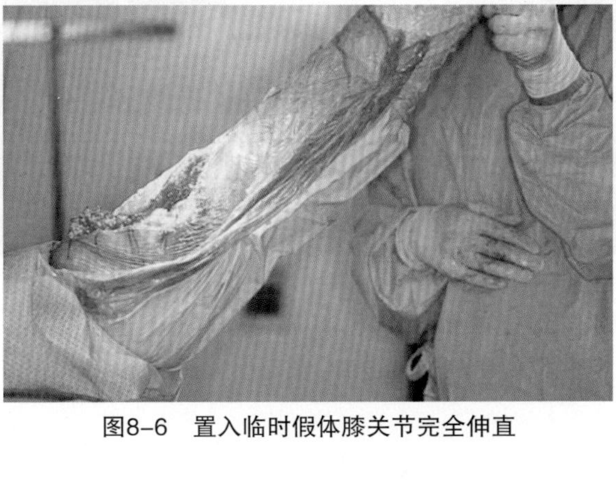

图8-6　置入临时假体膝关节完全伸直

## 2 决策点: 软组织平衡是不可能的吗?

一侧或双侧侧副韧带缺陷的病例，在试图伸直位平衡膝关节时可能会更明显。失效的内侧副韧带引起外翻失稳是最常见的。当内侧副韧带完全失去可塑性，不可能通过松解外侧副韧带来稳定膝关节。即使广泛松解外侧副韧带，内侧韧带依旧松弛。所有进一步的松解都是简单地延长外侧方，使聚乙烯衬垫不断增厚，由于后方结构是完整的，所以会导致屈曲挛缩[8]。此时我们在作出决策时，应该意识到翻修不能遗留一个内侧副韧带无功能的膝关节，即使需要使用限制性假体或韧带重建或两者皆需要。

## 3 总结

通过重建胫骨平台、使膝关节屈曲稳定、使膝关节伸直稳定，翻修手术可以顺利地完成。这三步可以让术者使用任何计划的假体进行翻修。尽管后稳定型假体通常翻修后能获得更高的稳定性，通过这些步骤CR假体也可以实现合理的翻修。

正如前面所说的“决策点”，我们应当视术中畸形的病理情况来决定选择最佳的假体。至此，三步法为术者提供了一个基于合理手术原则的有条理的膝关节翻修方式。细致的术前计划并依靠这些步骤应足以让术者克服膝关节翻修所带来的挑战(图8-7)。

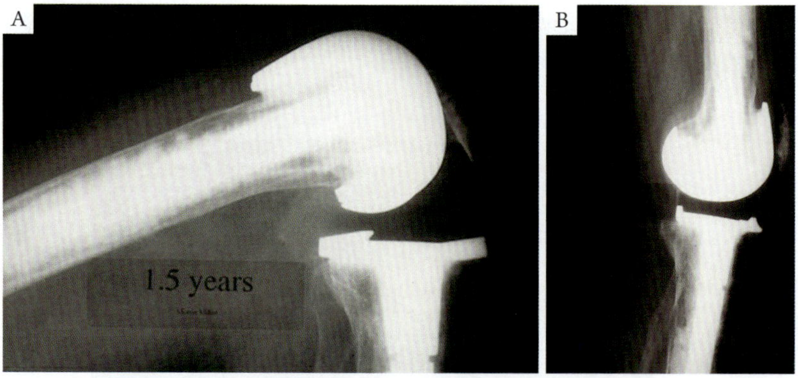


**图8–7 翻修关节应该稳定**

(A) 屈曲位；(B) 伸直位

## 参考文献

[1] Vince KG. Revision Knee Arthroplasty Instructional Course Lectures of the AAOS. Mosby; 1992.

[2] Vince K. Revision knee arthroplasty. In: Chapman, ed. Operative Orthopedics. Philadelphia: JB Lippincott; 1993: 1981-2010.

[3] Vince K. Planning revision total knee arthroplasty. Seminars in Arthroplasty; 1996.

[4] Insall JN. Total knee replacement. In: Insall JN, ed. Surgery of the Knee. New York: Churchill Livingstone; 1984: 587-696.

[5] Vince KG, Insall JN. The total condylar knee arthroplasty. In: Laskin, ed. Total Knee Arthroplasty. New York: Springer Verlag; 1991.

[6] Vince KG, Long W. Revision knee arthroplasty. The limits of press fit medullary fixation. Clin Orthop. August 1995; (317): 172-177.

[7] Vince K, Berkowitz R, Spitzer A. Ligament Reconstructions in Difficult Primary and Revision TKR. Accepted for presentation at the Annual Meeting of the Knee Society. San Francisco, California, February 1997.

[8] Vince KG. Limb length discrepancy after revision total knee arthroplasty. Techniques in Orthop. 1988; 3: 35-43.

译者：肖文峰，中南大学湘雅医院，骨科，副教授，副主任医师，医学博士

# 第九章　股骨和胫骨骨缺损分类

Gerard A. Engh



一个易于使用的骨缺损分类方法可以精确地确定骨缺损的程度和位置，并可以帮助医生有效地规划全膝关节手术方案。通过术前X线片应可以了解骨缺损程度并了解其手术难度。骨科医生在确定骨缺损的严重程度后，可以很好地准备好术中所需要使用的假体的类型、骨移植材料，以及手术中所要使用的相关手术器械及设备。

在做关节翻修手术前，术者应考虑并做好出现最坏情况的准备，包括严重的骨缺损处理的经验和技术的掌握，以及额外的术前相关准备。在有条件的情况下，还可以在实验室中的外科模型上进行术前模拟操作。遵循一个合适的骨缺损修复分类方法，并予以精心的术前准备和针对性的治疗可以提高临床疗效。研究表明，治疗此类严重骨缺损的病例，需要更多的费用支持。此外，混合型骨缺损病例的研究可以比较不同植入物并验证其临床效果。

## 1　骨缺损分类方案的历史回顾

已经有一些初次膝关节置换和膝关节翻修术中骨缺损分类的方法。总的来说，这些方案要么是将相似缺损归纳成几种缺损类型，要么是将缺损类型大量细分。

Dorr's分型法[1]：是最直接的分型方法。将骨缺损定义为中心的或外周的，并按初次膝关节置换和膝关节翻修分开。没有详细说明骨缺损的大小和位置。

Insall分型法[2]：对膝关节初次置换采用了类似的分型方法，将骨缺损分为中心的或外周的。他的分类是基于如何修复缺陷：只需要骨水泥填充(1型)；需要骨水泥或垫块加一个组配的柄(2型)；或较大的缺损需要使用大的垫块以及延长杆(3型)。

在翻修手术中，Insall的分型主要是骨缺损的视觉描述，描述在股骨和胫骨两侧的骨损失的形态。股骨缺损被归类为对称和非对称的外周损失，中央和内侧或外侧孔状缺陷，外周冰淇淋样锥状缺损，和不对称的冰淇淋样锥形缺损。胫骨的缺陷被归类为近端的缺损，如不对称缺损、斜型缺损、冰淇淋状锥形缺损，不对称的冰淇淋状锥形缺损，以及包容型的缺损。

Rand分型法[3]也是基于术中缺损外观的一种分型方法。Rand分型法根据缺损的深度和髁缺损的百分比分为三种类型的缺损。最严重的空腔型缺损是根据周缘的完整性进一步细分所得。

Bargar和Gross骨缺损分型法[4]是一个涵盖了股骨、胫骨、髌骨所有缺损的分型方法。它包括股骨和胫骨的4种缺损以及髌骨的3种缺损。节段型、空洞型以及不连续性的缺损能发生于任何部位，还有胫骨和股骨中间共同的缺损，为第四种类型。这个分型方法与髋关节学会推荐的对于失败的全髋关节植入物所造成骨缺损的分型方法相类似。但大量的骨缺损会使得这种分类很麻烦和有点不切实际。

## 2 骨缺损分类的先决条件

没有一种骨缺损的分型方法被骨科医生广泛接受。因此，Anderson骨科研究所(AORI)发明了一种易于理解和应用的骨缺损分型方法[5]。以下是AORI分型方法所遵循的标准：

(1)对于股骨和胫骨缺损使用相同的术语，因为在股骨和胫骨的干骺端部分是相似的。

(2)在大多数骨缺损分类中一些常用的定义被剔除，例如中央或外周，皮质或松质，含有或非包容。因为在股骨远端和胫骨近端的干骺端部分没有骨皮质(图9-1)。

(3)建立清晰和准确的定义，尽量减少骨缺损归类时的不确定性。

(4)骨缺损分型数最少，能让临床研究者积累足够的病例进行有意义的统计比较。

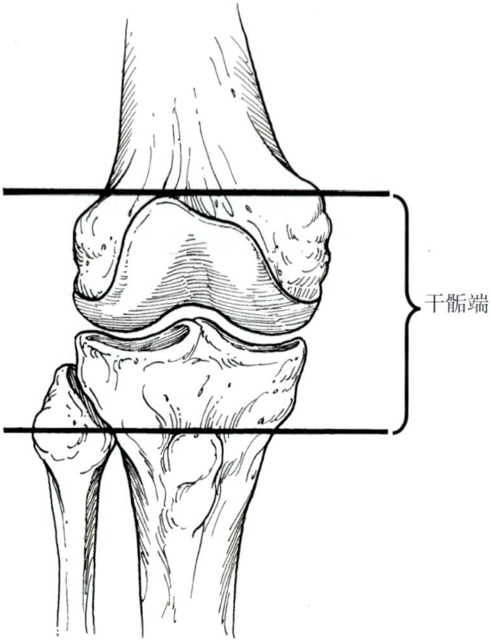


图9-1　股骨及胫骨干骺端区域

(5)这种分型是可以通过术中信息和术后的X线片来回顾性分类的。

## 3　X射线技术

高质量的X射线对骨缺损的分型是很重要的。一张真实的侧位片是评估骨溶解程度和位置必不可少的，而这些在倾斜的X射线照片中可能会被假体所遮挡。为了获得膝关节“真正的”侧位X线片，应将包括膝盖和脚踝在内的整条腿90度弯曲放在X线摄片板上。如果不能获得一张真实的侧位片，应反复内旋或外旋患者膝盖，并移动患者位置，使其膝盖位于摄片中心。

## 4　AORI骨缺损分型

在这个分型系统中，分型只针对股骨或胫骨一侧。如果股骨和胫骨双侧都有缺损，则应分别对股骨和胫骨侧各自分型。根据术前X线片对缺损进行预估分型，根据术中情况改变并确定最终分型。股骨内外上髁、股骨后侧髁以及髌骨位置与关节线的相对位置可能被用作区分复杂股骨缺损的标志。腓骨头和胫骨结节应作为复杂胫骨缺损的定位标志。

偶尔需要根据翻修后的X线片对骨缺损进行分型。股骨和胫骨的干骺端部分具有明确的轮廓(图9-1)。主要的标准就是这个轮廓的减少值，以及干骺端部分的股骨髁和/或胫骨平台的尺寸。根据个人股骨的结构和大小，从股骨外上髁到股骨远端的距离各不相同，但其相对于个人的比例是有可比性的。然而，骨缺损改变了这种关系。例如，如果股骨远端骨缺损未经骨移植物或补块修复至恢复正常的关节线，那么它从股骨髁上到股骨远端的距离将出现肉眼可见的短缩。如果骨缺损用骨水泥、补块或移植物修复并恢复关节线，这将在患者翻修后的X线片中表现出来，并应当记录在患者的手术记录中。在X线片中，干骺端部分将被补块或骨移植材料所填充。

因此，下面这些定义是这种分型的基础：

(1) 1型缺损(完整的干骺端)：小的骨缺损，不损害关节的稳定性。

(2) 2型缺损(受损的干骺端)：必须使用骨水泥、垫块或骨移植物来修补松质骨的丢失，恢复合理的关节线水平。2型骨缺损可以发生在一侧股骨髁或胫骨平台(2A)，或在两侧股骨髁或胫骨平台(2B)。

(3) 3型缺损(有缺损的干骺端)：骨缺损主要集中在股骨髁以及胫骨平台。这类骨缺损偶尔伴有侧副韧带或髌韧带止点的分离，通常需要骨移植或定制植入物。

在任何分型方法中，某些病例可能会处在临界状态。对于这些病例的分型，有必要评估术后X线片和手术方式。例如，如果是一个初次置换的关节，手术记录中未记录有骨缺损，术后X线片示关节线恢复良好，那么肯定不是F3/T3型骨缺损。如果在翻修术中进行了结构性骨移植，大量骨水泥填充，或者使用了髁切除铰链型膝关节假体，那我们可以肯定患者有明显的F2/T2或F3/T3型骨缺损。

有时候会有髌骨的骨缺损，但在AORI骨缺损分型中没有具体的分类。髌骨缺损没有具体的分型是因为它们并不影响翻修手术的决策。在这些情况下，骨移植和翻修假体都不适用于这类骨缺损，除了双凸面髌骨设计的Genesis膝关节假体(施乐辉，孟菲斯，田纳西州)。在大多数情况下髌骨缺损只需要简单地处理而不需要进行髌骨关节面的置换。

## 5　股骨侧骨缺损

### 5.1　F1型缺损(图9–2)

1型股骨骨缺损的病例，一般术前X线片示假体位置良好且没有股骨骨溶解的迹象，也没有明显的假体移位，同时有着正常的关节线水平、髌骨高度和外上髁假体植入的距离。在前后位X线片上，股骨干骺端部分的骨质应该是足以支撑无延长柄的股骨假体。股骨后髁的骨量充足，允许植入与正常股骨髁尺寸相同的植入物，不需要使用补块或楔形组件来恢复关节线力线。由骨水泥块

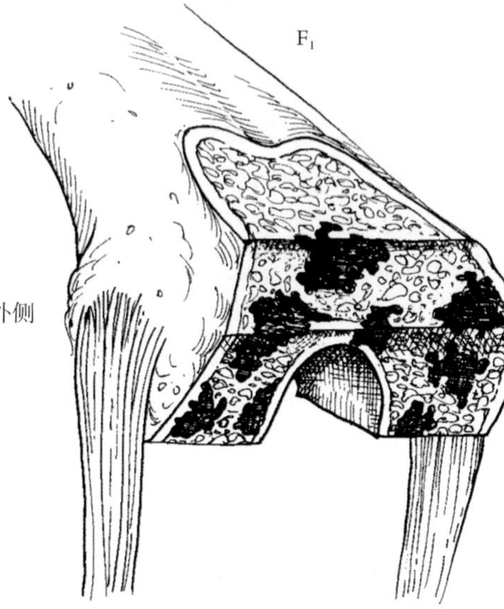


**图9–2　F1型缺损**

导致的轻微的骨表面不规则缺损只需要微粒植骨或骨水泥来修复。表9-1概括了F1型缺损的特点和治疗方式。

1型股骨骨缺损术后X线片显示，相对正常的关节线水平，髌骨离胫骨平台有约1 cm距离。在正位X线片上有完整的股骨髁；侧位X线片可以观察到后髁的情况。假体的后侧髁尖端应匹配患者的股骨后侧髁的近侧端。

## 5.2　F2型缺损

在F2型股骨骨缺损的特征在于骨溶解或股骨假体的显著近端移位。X线片上可以看到假体下沉以及假体周围有透亮带。此外，前后位X线片很容易看到髁的远端到假体远端距离的丢失。股骨骨溶解不应扩大到髁上方。

在一些F2型骨缺陷病例中，股骨假体与股骨轴(6°外翻)的正常关系被改变。所植入的假体应纠正其相对于股骨的解剖学轴线的内翻或外翻畸形。F2A型缺损往往会增加股骨假体的内翻或外翻程度(较正常6°的情况)。在F2A型缺损中，未受累及的髁处于正常的关节线水平。见表9-1中关于骨缺损的描述。

### 5.2.1　F2A型缺损：一侧髁缺损(图9–3)

F2A型骨缺损是可以累及股骨任意一侧髁。所累及的髁的松质骨可能已经有骨溶解，或是在第一次关节置换术时不正确的操作导致了缺损。另外一侧股

**表9–1　骨缺损分型指南**

| 骨缺损类型 | 鉴别特征 | 治疗 |
|---|---|---|
| F1/T1 | 没有假体下沉或骨溶解；在周缘没有骨松质缺损；松质骨能够支撑假体；缺损可以通过少量颗粒植骨或骨水泥进行填补；存在正常的关节线<br>股骨——整个髁轮廓完整<br>胫骨——假体在腓骨头上、干骺端骨质完整 | 不需要补块(>4 mm)，结构植骨，或者骨水泥填充(>1 cm)<br>不需要有延长杆的假体 |
| F2/T2 | 松质骨不足以支撑所植入假体;松质骨缺损可能需要骨移植；假体需要补块以恢复关节线；骨溶解可能比X线片显示的更广泛<br>股骨——髁轮廓缩小<br>胫骨——假体处于或低于腓骨头，胫骨干骺端短缩 | 关节线的恢复需要补块(>4 mm)，颗粒自体骨或同种异体骨植骨，或用厚的骨水泥填充(>1 cm)<br>应当使用带延长杆的假体 |
| F3/T3 | 明显的假体移位；膝关节不稳定；干骺端节段性缺损<br>股骨一侧或两侧副韧带髁附着处缺损<br>严重髁骨溶解或粉碎性髁上骨折 | 采用大块结构植骨，补块或骨水泥，或嵌压式植骨，或铰链型膝关节假体对髁或者平台进行重建<br>必须要带延长杆的假体 |

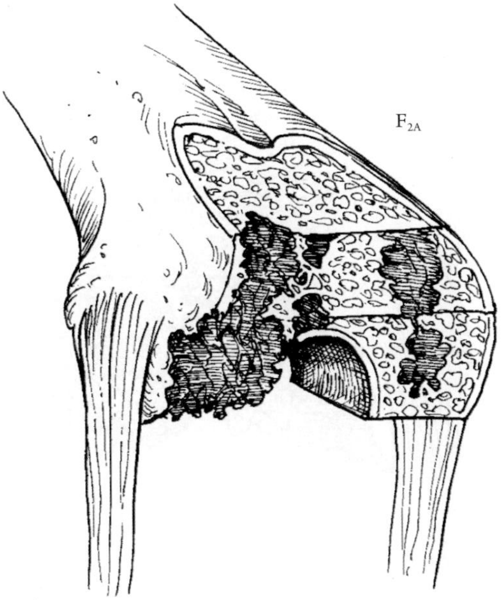


图9–3　F2A型缺损

骨髁则相对完好接近正常的关节线水平。

F2A型骨缺损的放射线标准是，因对侧股骨髁有足够的骨量与假体充分地固定，能保证缺损侧股骨髁的关节线抬高到正常水平。另一侧髁存在轻微骨缺损也不会改变F2A型骨缺损的分型，只要另一侧髁保持相对正常关节线水平即可。

用初次置换的假体重建在F2A型骨缺损中很少见。在大多数情况下，有骨缺损的髁应使用组配型的补块来修复，恢复其正常的关节线。在某些情况下，F2A型缺损可能不能完全恢复关节线。这可能需要纠正术前严重的屈曲挛缩畸形。必要时可能会切除部分对侧髁，将F2A型骨缺损转换为F2B型骨缺损。当关节线抬高时，使用更小的股骨假体可以恢复膝关节的屈伸平衡。

正确重建F2A型缺损的术后X线片将显示补块或修复的股骨髁。正位片可能更多的是显示了股骨髁的近端切除水平。当然，补块在侧位片上也不一定能显现，例如其被后稳定型或限制型膝关节假体所遮挡。

### 5.2.2 F2B型缺损：双侧髁(图9−4)

2B型股骨缺损除了涉及到双侧股骨髁，其他的特点与2A型股骨缺损是一致的。受损的骨干骺端需要用骨、骨水泥或者补块恢复到合适的关节线水平来

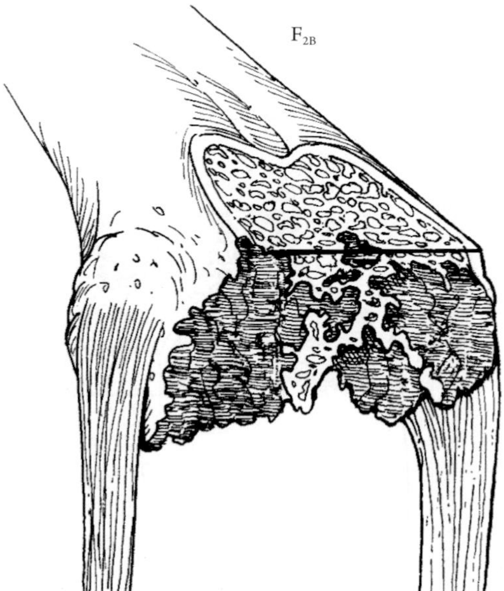


图9−4　F2B型缺损

重建双侧髁。多次翻修和带延长杆股骨假体置入失败的病例常常会造成F2B型的缺损。

股骨假体下沉移位的正位片显示，假体远端与股骨髁上的距离是缩小的。如果假体移位使股骨髁在片子上显露得更多，那么这种缺损是广泛的，且预示着可能是F3型的缺损。在正位片上，假体和股骨干骺端之间的骨溶解可能无法显示。侧位片可以显示低位髌骨。假体关节线的近端移位。可能使得假体后髁移行至患者残留的股骨后髁的上方。大量的骨水泥填充股骨假体通常导致F2B型缺损。

通常有必要用组配型楔形补块恢复关节线水平，以扩充双侧股骨髁远端以及后部。使用骨水泥的过程中，当缺损较大，担心骨水泥粘结不够时可以使用松质骨螺钉在缺损基底部予以加强。我们通常使用带延长杆的假体来修正F2B型骨缺损。

有些F2B型缺损需要抬高关节线以恢复足够的膝关节活动，尤其是当屈曲挛缩角度大于20°时更需要这么做。如果松解已经挛缩的后部关节囊仍然不够，可能需要放弃使用垫块提高关节线来纠正患者的屈曲挛缩，此时应使用带延长杆假体来进行修复。

F2B型缺损术后的X线片，要么表现出因没有修复主要骨缺损而导致的关节线抬高，要么表现出用补块、骨移植物或假体下方覆盖一层厚骨水泥而修复好的关节线。股骨干骺端将被缩短，替换成股骨假体的增厚部分。骨移植物如果紧陷承载骨或承载骨已被充分扩到松质骨床，片子上可能难以看到。此时髌骨下极可能等于或低于胫骨的顶部，从而表明关节线已抬高。

### 5.3　F3型缺损(图9–5)

3型股骨缺损存在广泛的结构骨缺失，包括单侧或双侧股骨髁的主要部分。详情见表9-1，可根据表中所述识别F3型缺损的特征。

F3型缺损的术前X线片显示骨质溶解和/或假体严重移位至髁上水平。股骨移位时，X线片上股骨髁上骨质显露于假体以外。尽管在X线片上骨溶解的严重程度不总是很明显，术者也应该假定骨溶解存在且可能比预期的更为严重。骨质溶解通常显示为邻近植入物的松质骨缺损。最常见的位置是股骨假体的边缘，并通常伴随扇形的硬化边界。骨质溶解的溶骨性破坏通常开始于股骨假体结合底层患者骨床较差的部位[6]。虽然许多溶骨缺损表现出硬化的边界，但最具侵略性的病变可能不具有此放射学特征。

铰链型、定制或翻修假体的失败经常导致F3型缺损。这些假体的柄通常与股骨轴发生位移。这些装置的植入导致了大量骨的牺牲或丢失。在这种情况下，股骨扩张的干骺端段被缩短。

F3型缺损的手术重建是一种补救型的手术，它需要用结构性异体移植物或

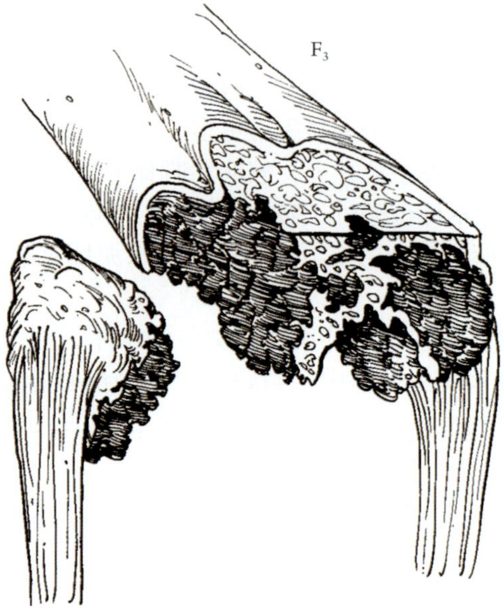


图9-5 F3型缺损

定制的股骨假体来替代干骺端。广泛的骨缺损可以累及一侧或两侧髁。可能需要一个约束内翻、外翻的限制型植入物，或保留和重建一侧或双侧副韧带。在这种情况下，需要一个管型的填充柄。我们可能需要充分地填充骨水泥或分步地进行移植骨和宿主骨的截骨来维持股骨假体的旋转稳定性。

F3型骨缺损术后的X线片能显示出股骨远端干骺端的一部分，比如骨干。铰接装置被分类为F3型缺损，因为其替代了股骨干骺端且假体两部分是通过铰链连接的。因为骨密度的不同，邻近的宿主骨与异体移植物的分界通常很明显，而且如果移植物累及到骨干区域，会出现桥接和骨重建较慢的情况。F3型缺损的理想重建包括使用正常厚度的聚乙烯垫片来恢复正常的关节线。

## 6 胫骨骨缺损

股骨缺损分类的原则同样适用于胫骨缺损。胫骨的假体松动更为常见。胫骨假体通常容易下沉从而导致内翻，进而造成胫骨内侧平台骨的缺损。大块骨缺损以及需要使用限制型假体时应该使用管型的胫骨延长杆。

### 6.1 T1型缺损(图9–6)

胫骨T1型缺损与股骨F1型缺损的定义特征相同(见表9-1)。术前X线片显示力线良好的胫骨假体且没有明显的植入物下沉或胫骨骨溶解。其充分向胫骨

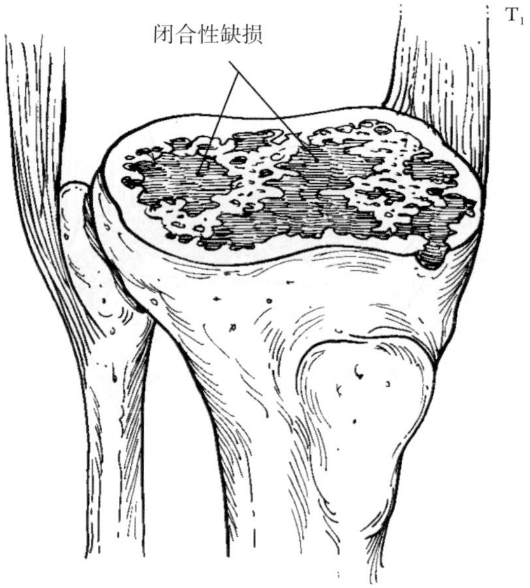


图9-6 T1型缺损

近端外倾并出现在髌韧带与腓骨头上方。标准的胫骨假体被推荐用于T1型缺损，因为尚有足够的网状松质骨。

术后X线片证实了其保留在腓骨头以上，也维持了胫骨干骺端的完整性和轮廓。一般使用的标准假体是厚度小于20 mm的复合聚乙烯和金属材料。

## 6.2 T2型缺损

T2型缺损往往是由假体松动和胫骨的二次下沉引起的，通常导致内翻。骨水泥和骨之间出现广泛的透亮区提示假体下沉。腓骨头顶部和假体之间的距离缩短。在侧位X线片上测量这个距离对判断是否存在T2型缺损很有帮助。骨质溶解可表现为假体下方的空洞缺损。胫骨T2型缺损的特征总结见表9-1。

### 6.2.1 T2A型缺损：一个平台(图9-7)

T2A型缺损通常是胫骨假体松动和塌陷导致内翻畸形的结果。即使对于膝外翻的病人来说，胫骨也很少向外翻的方向下沉。术前X线片通常可以看到胫骨假体下方加宽的透亮区。相对正常的胫骨平台显示相对正常的关节线水平。单髁胫骨假体松动也可能发生T2A型缺陷。

T2A型缺损的手术管理包括使用带柄的植入物以及小块的自体骨、异体骨或楔形胫骨补块。补块可以是水平阶梯状楔形、半楔形或全楔形的补块。很重

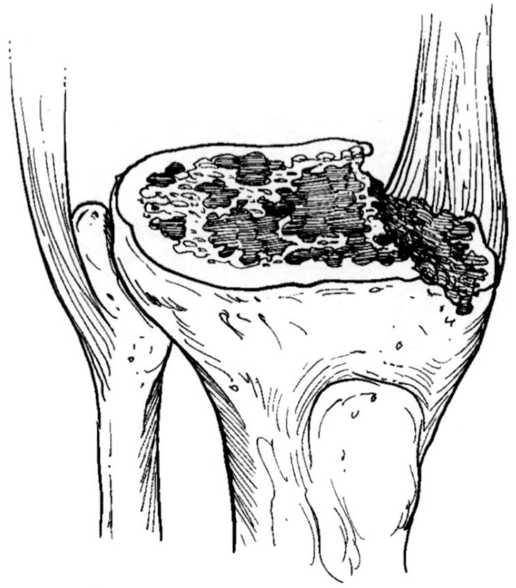


图9-7　T2A型缺损

要的一点是要在更远端的水平切除胫骨平台，以避免将T2A型缺损转换成T2B型缺损，这是非常重要的。当造成医源性T2B型缺损时，就需要使用较厚的胫骨假体。

6.2.2　T2B型缺损：两个平台(图9-8)

T2B型缺损(图9-8)同时涉及内外侧平台。T2B型缺损X线片显示是由假体塌陷、骨质溶解或两者均存在时所导致的胫骨干骺端的损坏所致。这种损坏可能延伸到腓骨头水平，但不包括低于这个水平的骨广泛破坏。胫骨的干骺端小缺损减少但仍然存在。溶骨性病变应该有明确的边界，这个界线即重建时骨水泥与松质骨交错结合的地方。

T2B型缺损的手术管理通常包括使用带延长杆的胫骨假体和用骨移植物、补块或加厚的胫骨假体来重建胫骨平台。如果内外侧平台的骨缺损都很明显，但在一侧更为严重，那么楔形假体补块适合于T2B型缺损的修复。管道充填型的延长杆是更好的选择，特别是在已经使用结构性骨移植的情况下。

T2B缺损的重建偶尔也使用骨水泥填充。比起单独使用骨水泥，用松质骨螺钉加固可以提供更强的结构。对于2型和3型胫骨重建来说，最困难但也是最重要的方面是实现骨水泥与移植物的交错结合。使用异体移植骨的一个优点是在宿主骨与骨水泥交错结合之间重建了一个新的松质骨面。异体移植物与宿主骨的愈合不存在问题[7]。事实上，在膝关节翻修术中大块的结构性移植骨的持

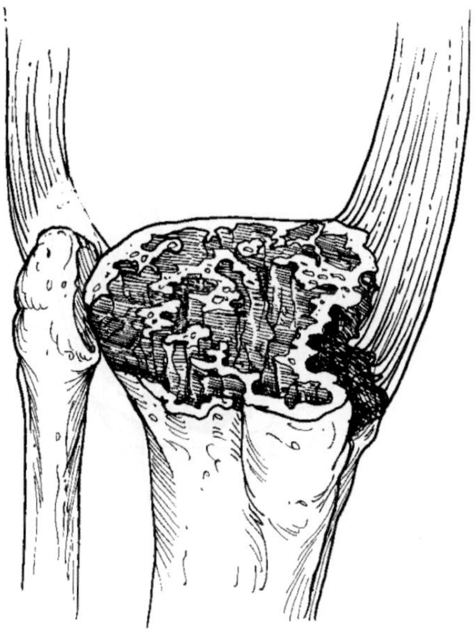


图9-8　T2B型缺损

久性看起来是令人满意的。

T2B术后X线片显示出用胫骨假体补块、骨水泥填充或异体骨移植来恢复好的关节线水平。该补块可以是假体下方的加厚胫骨基板、阶梯楔块或角楔块。可能除了补块还有移植骨。如果没有修复缺损以恢复关节线水平，那么胫骨基板则处于或低于腓骨头的水平。在一些情况下，胫骨基板可能接近腓骨头，伴有腓骨头水平下方广泛的骨水泥渗透。

## 6.3　T3型缺损(图9-9)

T3型胫骨缺损通常是由无菌性松动和假体植入导致的严重的胫骨假体的不稳定引起的。骨溶解或潜在的骨折可能促进T3型缺损的发展。T3型胫骨缺损已经严重破坏了胫骨近端的松质骨。腓骨头可以被保留，但应让它处于比胫骨近端高的位置。必须使用充填型延长杆来支撑假体。在严重的情况下，胫骨干骺端的小缺损是完全消失的。这种情况下需要使用一个较大的结构性移植物来修复胫骨近端段以完成关节线的恢复和假体的固定。

T3型缺损的术前X线片显示胫骨假体移位和不稳定或胫骨干骺端近端的大段严重的破坏。骨损失十分严重，以至于髌腱附着端或一侧或两侧副韧带附着端常常受到损害。高位髌骨可能与伸膝结构破坏同时存在。

术者必须使用大块结构性同种异体骨移植或定制的胫骨假体替换胫骨近端的主要部分来重建T3型缺损。充填型延长杆是必要的，可能需要灌满骨水泥

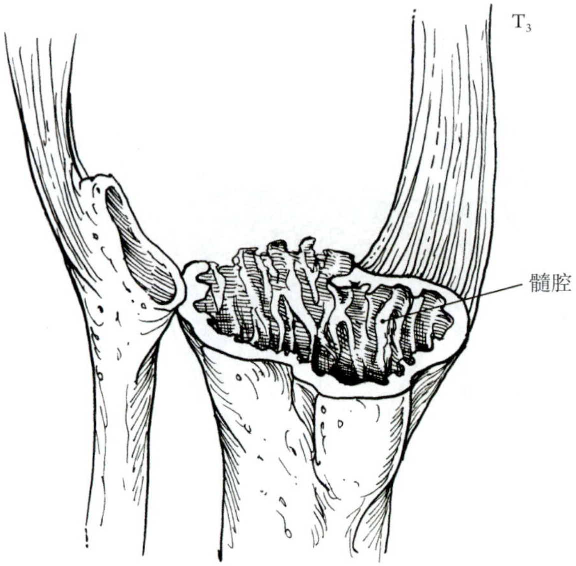


图9-9　T3型缺损

以实现旋转的稳定性。移植骨的分步截骨与环扎技术结合可以加强旋转的稳定性。重建T3型骨缺损可能需要使用内外翻限制性假体，以实现副韧带止点的重建以及伸肌结构的重建。

术后X线显示近端胫骨干骺端的重建。如果充分准备好宿主骨与同种异体移植物的接触面达到紧密接触，术后X线片上股骨头骨移植物可能就很难辨认了。

## 7　使用骨缺损分类系统

学习使用骨缺损的分类系统需要通过训练实现。应使用术前X线片和术中情况对缺损进行分类。在处于两种类型之间时，需要参考术后X线片和手术情况来明确其分型。通常来说，当松质骨存在于正常的关节线水平时提示F1/T1型缺损，允许使用标准不带柄的植入物。F2/T2型缺损的松质骨已受损，需要补块、小的结构性植骨或厚的骨水泥填充以恢复关节线水平和膝关节的稳定性。F3/T3型缺损主要针对于那些严重的病例，必须用补救性的铰链型假体或大块骨移植来支撑假体完成受损的干骺端的修复。

关节外科医生应评估任何膝关节翻修术的复杂性。如果术前根据骨损伤的严重程度进行了评估，手术技术或植入假体后的临床结果还是不错的。如果能正确使用骨缺损分类，膝关节的重建方法在所有类型的病例中都是有效的。

## 参考文献

[1] Dorr L. Bone grafts for bone loss with total knee replacement. Orthop Clin North Am. 1989, 20(2): 179-187.

[2] Insall J. Revision of aseptic failed total knee arthroplasty. In: Insall JN, ed. Surgery of the Knee. 2nd ed. New York: Churchill Livingstone, 1993, 935-957.

[3] Rand J. Bone deficiency in total knee arthroplasty. Use of metal wedge augmentation. Clin Orthop. 1991, 271: 63-71.

[4] Bargar WL, Gross TP. A classification of bone defects in revision total knee arthroplasty. Presented at the Knee Society Interim Meeting. Philadelphia, Pensylvania, 1992.

[5] Engh G. A classification of bone defects. In: Engh G, Rorabeck C, eds. Revision Knee Arthroplasty. Baltimore: Williams & Wilkins, 1997, 63-120.

[6] Engh G. Failure of the polyethylene bearing surface of a total knee replacement within four years: Acase report. J Bone Joint Surg Am. 1988, 70-A: 1093-1096.

[7] McAuley J, Engh G. Allografts in Revision Surgery In: Engh G, Rorabeck C, eds. Revision Knee Arthroplasty. Baltimore: Williams & Wilkins, 1997, 252-274.

译者：杨俊骁，中南大学湘雅医院，骨科，医师，医学博士

# 第十章　限制性假体设计在膝关节翻修术中的应用

**James Rand and William Martin**



## 1 引言

具有严重骨缺损或韧带松弛的患者如果需要接受全膝关节翻修术，通常应采用限制性假体[7-9,13-17,20]。早期的铰链型膝关节假体设计无法良好地模拟正常膝关节的运动力学，且有较高的无菌性松动及髌骨不稳定的发病率[2,5-7]。早期设计的铰链型膝关节假体用于翻修时，患者满意率仅为48%。而对于新近设计的铰链型膝关节假体而言，限制性较低的假体(比如anametric，total condylar，cruciate condylar，以及kinematic condylar)的生存率较限制性较高的假体(total condylar II，total condylar III，kinematic stabilizer，以及动力性旋转铰链型假体)要高[5]。

自从早期的铰链型膝关节假体问世以来，无论假体设计还是手术技术均有了长足的进步。有众多报道证实铰链膝关节置换在翻修术中均有不同程度的成功应用[4,6-8,10-11,13,15-17,20]。其成功率不等的原因众多，主要包括初次假体失效的原因、前期假体置换次数、骨缺损程度以及软组织情况等等。而本章节将主要讨论翻修用限制性膝关节假体的设计、适应证、临床疗效以及并发症等方面的内容。

## 2 假体设计

通常认为膝关节具有6个自由度，包括3个旋转及3个轴向自由度。当所需处理的膝关节稳定性越差时，其假体需要在越多的方向上提供自由度。Levens发现行走步态时在横向旋转中至少存在8个自由度[1,18]。

早期的全膝关节假体采用单轴铰链设计，此种设计不具备正常膝关节的旋转运动功能，并且也无法模拟膝关节屈曲时瞬时旋转中心的改变。正是由于早期膝关节假体在模拟膝关节正常生物力学机制上的缺陷，导致其于骨–骨水泥界面应力的增高，从而大大增加了假体松动的发生率。进一步的体内试验证明，非正常运动、屈曲撞击以及股骨位移现象等均有发生。异常应力及超负荷摩擦可能是承重界面磨损及磨损颗粒产生的原因之一。

新一代的限制性假体在早期设计的基础上改良了其单轴运动的生物力学机制，从而改善了其使用效果。Total Condylar III通过设计加深的股骨髁间窝及延长的聚乙烯立柱之间的链接机制提供了内外翻与前后屈伸的稳定性(图10-1)。而股骨与胫骨延长杆则将应力从假体-股骨髁接触界面分散开来。

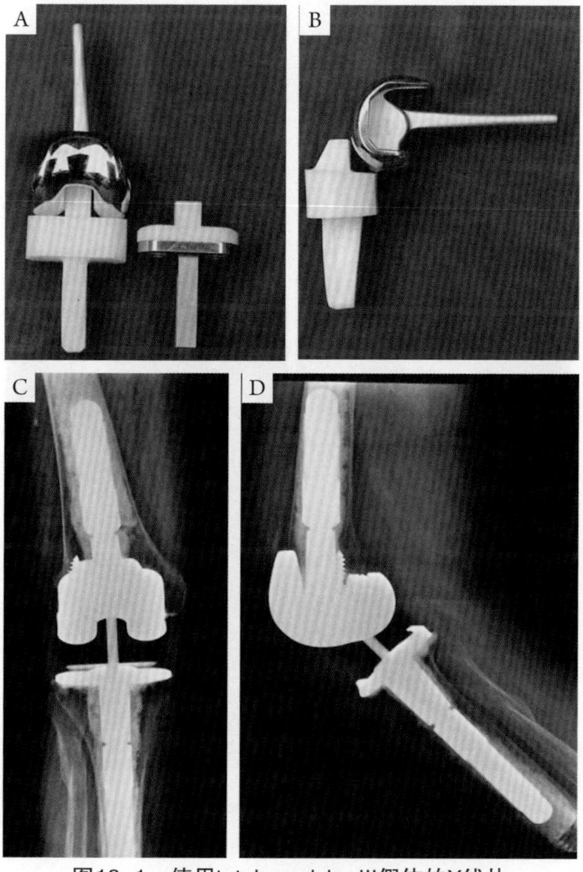


**图10–1　使用total condylar III假体的X线片**

(A)前后位；(B)侧位；(C)前后位；(D)侧位。

新型铰链膝关节假体允许一定范围的屈伸、分离及旋转运动。动态旋转铰链膝关节(Howmedia，Rutherford，NJ)就是一种允许通过胫骨内部轴承与外部套筒分离位移的方式提供轴向旋转功能(图10-2)的假体。Noiles限制性膝关节系统是一种诞生于20世纪70年代的限制性假体。这种假体与胫骨侧通过非骨水泥胫骨延长杆及骨水泥型胫骨套筒设计使得其在屈曲时具有约20°的内外旋活动度，并获得了较低的压应力[3,6](图10-3)。

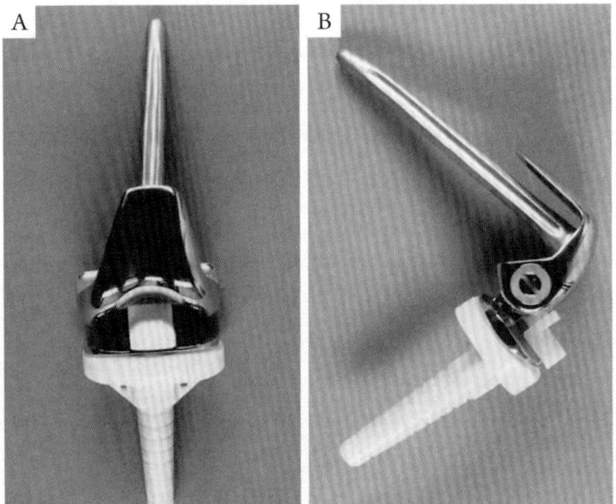


**图10-2　使用旋转铰链膝假体的X线片**

(A)前后位；(B)侧位；(C)前后位；(D)侧位。

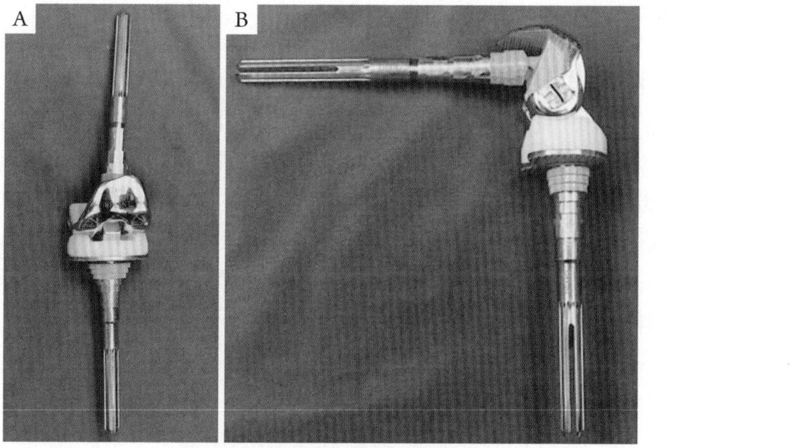


**图10–3 使用的Noiles假体**

(A)前后位；(B)侧位。

在膝关节置换翻修术中，骨质常常较差且有缺损。由于骨量差，胫骨和股骨承载假体的表面不够，必须通过延长杆将负荷转移至胫骨和股骨髓内区域。出现显著骨量丢失和/或不稳定时，可采用定制假体提供帮助[12]。然而定制假体由于其费用高，且当术中面对难以预料的解剖时不可调节，再加上制作假体所需时间较长等原因一直受到限制。所以定制假体大部分已被组配式设计假体所取代。组配式全膝关节系统可采用不同长度的延长杆。此外，组配式假体还允许配合股骨远端和/或后方的楔形增强块填充非对称性骨缺损。增强垫块或楔形块也可用于胫骨侧界面的重建(图10-4)。

根据临床情况，对关节内限制类型的需要也可以通过组配式全膝关节系统来进行调整。可采用后稳定型或交叉韧带保留型假体，或者，在更不稳定性的情况下，可用限制性更高的胫骨聚乙烯假体，它具有一个较厚的髁间限制立柱，与全髁Ⅲ型假体的设计相似。

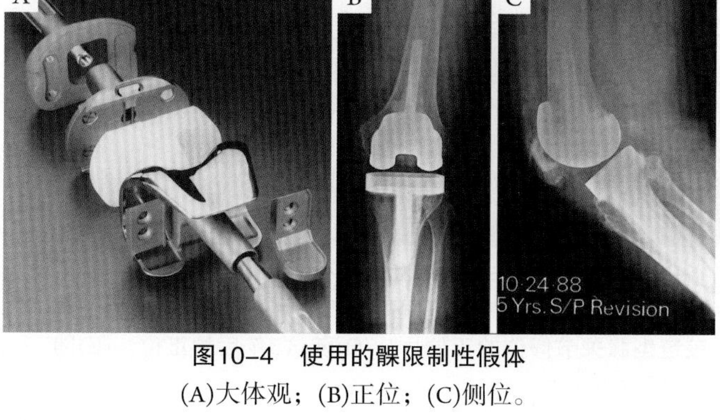


**图10–4 使用的髁限制性假体**

(A)大体观；(B)正位；(C)侧位。

## 3 适应证

限制性膝关节假体具有较为广泛的使用适应证，其中最为常见的适应证为韧带松弛[4,6,7,10,13,15-17,20]、骨缺损[4,7,11,15]、畸形以及用于感染或松动导致假体失效的翻修术中[6,10,13,16]。因为创伤导致的股骨髁上骨折也是其适应证之一[15,20](图10-5)。此外，对于前期接受TKA术后假体失效且单纯表面置换术不能满足需要时，也可使用限制性假体。比如，当患者的膝关节重度劳损时[6]，假体位置不良时[15]，前次关节置换损伤了侧副韧带时[13]，屈伸间隙极度不平衡时[20]，均可以使用限制性假体。当然，也包括PS假体置换后习惯性脱位患者[20]，以及通过“femoral peel”技术显露的患者[8,20]等。一般来说，学者们将限制性假体适应证概括为侧副韧带缺陷，老年人伴有严重骨缺损的股骨髁上骨折，以及适当软组织松解后仍残余严重软组织失衡的患者。

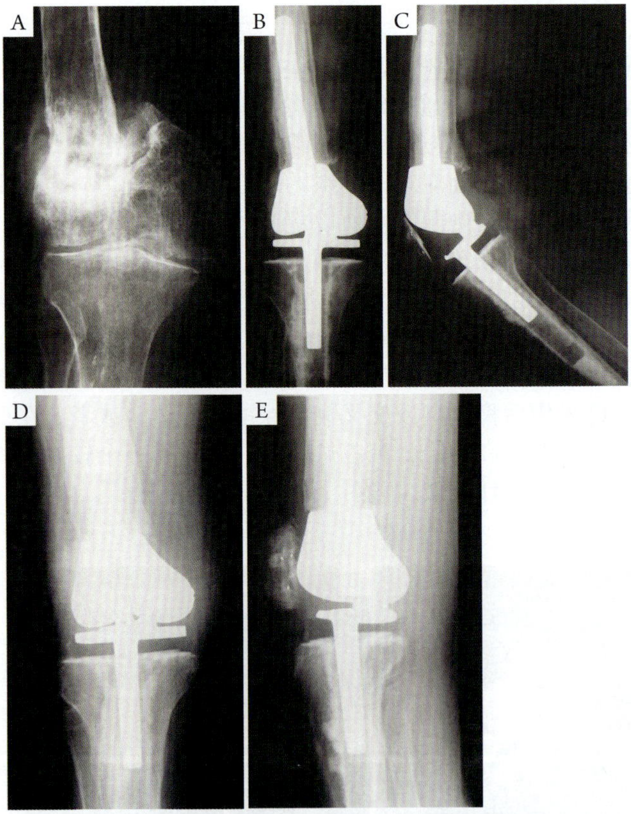


图10-5 (A)85岁女性股骨髁上骨折不愈合的前后位片；(B)定制动力性旋转铰链型膝关节假体的正位片；(C)定制动力性旋转铰链型膝关节假体的正位片；(D)随访5年后的正位；(E)随访5年后的侧位片

# 4 结果

应用限制性假体行TKA翻修的病例术后效果常受到多方因素的影响，如假体设计、手术技术以及随访时间等。多数随访资料表明，翻修术后的效果较初次置换时差，所以进一步提高手术技术及改良假体设计仍是十分重要的。

## 4.1 翻修术中铰链型膝关节假体的使用

现今关于使用限制性假体行膝关节翻修的最大宗的报道来自于Lombardi。他运用纽约特种外科医院分级系统研究了113位使用了旋转铰链型膝关节假体的翻修患者，其中平均随访周期为6年，结果如下：18例患者(16%)评级为优秀，58例(51%)为良好，26例(23%)为一般，11例(10%)为较差。

Rand等人报道了于梅奥诊所诊治的23位旋转铰链型膝关节假体的翻修案例。其使用纽约特种外科医院评分系统评价了这些患者，平均随访周期为50个月，结果如下：9例(39%)优秀，7例(30%)良好，3例(13%)一般，2例(9%)较差，以及2例失访。

Shaw等报道了运用布莱根妇女医院及哈佛医学院膝关节分级系统评价的使用了动力型旋转铰链型膝关节假体的翻修病例，其平均随访周期为50个月。结果为：22%优秀，40%良好，13%一般，以及多于10%的较差病例。Shindell等报道了18例使用了Noiles铰链型膝关节假体的患者，其中4例为翻修患者。4例患者平均在术后31个月时假体全部失效，且18例中的17例患者股骨部件均有沉降发生。

## 4.2 Total Condylar III假体用于翻修

Lombardi应用纽约特种外科医院分级系统对66例接受后稳定限制性假体翻修的患者进行了报道，其平均随访周期为14个月。结果为：19例(30%)优秀，36例(53%)良好，6例(9%)一般，以及5例(8%)较差。

Donaldson 研究了25位患者共31例膝使用Total Condylar III假体置换的案例，共有17例膝关节为初次置换，14例为翻修，平均随访周期为3.8年。应用纽约特种外科医院分级系统评价翻修患者，其结果为：2例(14%)优秀，5例(36%)良好，1例(7%)一般，以及1例(7%)较差，另有5例(36%)失效。

Kavolus应用Total Condylar III假体对14位老年患者进行治疗，一共行16例膝关机置换术，其平均随访周期为4.5年。使用纽约特种外科医院分型系统进行评价，16例膝关节中的15例均为优秀或良好。

RAND等应用纽约特种外科医院分级系统对使用Total Condylar III假体的19位患者共21例膝关节进行研究，其平均随访周期为4年。结果为：25%优秀，25%良好，25%一般，以及25%较差，其结果不受前期翻修次数或翻修假体的影响。

Rosenberg等也对Condylar Ⅲ假体翻修患者的案例进行过报道，其平均随访周期为45个月。结果为：11例(30%)优秀，14例(39%)良好，6例(17%)一般，以及4例(11%)较差，有1例膝翻修失败。

Hohl 应用Total Condylar III假体对复杂膝关节重建病例进行了分析报道，其样本量为29位患者，平均随访周期为6.1年。其使用膝关节学会系统进行评价，其中优良率为71%。

Kim应用Total Condylar Ⅲ假体对14例膝关节翻修病例进行了分析报道，平均随访周期为4年，患者的平均纽约特种外科医院评分从58上升至81。

其中Lombardi与Hohl的结果与Rand、Donaldson、Shaw、Kavolous及Rosenberg相似，均报道了使用限制性膝关节假体翻修的优良率为50%~92%(表10-1)。

**表10–1　使用限制性假体膝关节翻修的结果**

| 作者 | 病例 | 随访 | 优秀 | 良好 | 一般 | 较差 | 失败 |
|---|---|---|---|---|---|---|---|
| Rand等[7]* | 38例膝关节置换术(21例为翻修) | 4.2年 | 9(43%) | 7(43%) | 3(14%) | 2(%) | 0 |
| Donaldson等[10]* | 31例膝关节置换术(14例为翻修) | 3.8年 | 2(14%) | 5(36%) | 1(7%) | 1(7%) | 5(36%) |
| Kavolous等[13]* | 16例膝关节置换术(11例为翻修) | 4.2年 | 5(45%) | 5(45%) | 1(9%) | 0 | 0 |
| Rand等[15]* | 21例膝关节置换术 | 4.0年 | 5(24%) | 5(24%) | 5(24%) | 4(19%) | 1(5%) |
| Hohl等[16]** | 35例膝关节置换术(29例为翻修) | 6.1年 | 18(51%) | 7(20%) | 2(6%) | 5(14%) | 3(9%) |
| Rosenberg等[17]** | 36例膝关节置换术 | 3.75年 | 11(30%) | 14(39%) | 6(17%) | 4(11%) | 1(3%) |
| Lombardi等[20]* | 113例膝关节置换术 | 2.1年 | 18(16%) | 58(51%) | 26(23%) | 11(10%) | 0 |

*，纽约特种外科医院评分；**，膝关节学会评分

## 5 并发症

Stuart等详细探讨了各种膝关节翻修术失败再手术的原因，主要包括假体松动、感染、伸膝装置障碍、假体周围骨折或假体断裂、磨损及磨损颗粒影响、活动度减小等(表10-2)。对于限制性假体翻修的案例来说，再手术的原因常涉及到髌骨的问题。Walker通过22例膝关节置换手术(21例为翻修)研究发现1例髌骨半脱位及1例髌骨脱位。Rand通过38例膝关节置换术(23例为翻修)研究发现9例髌骨不稳定，2例髌骨假体松动，2例髌骨骨折，以及2例髌韧带断裂。Shaw通过38例膝关节置换术(18例为翻修)发现36%的患者于术前即有髌骨半脱位的发生。另有多位学者发现限制性假体翻修术后患者常有伸膝装置方面的问题[10,13-17,20]。

Inglis等研究发现限制性假体翻修术的另一常见并发症为股骨髓内延长杆尖端的假体周围骨折。发生这一现象的原因是延长杆近端与股骨外侧皮质过于紧密的接触。此种并发症于初次翻修术后的发生率为38%，第二次翻修术后的发生率为31%，总体占翻修术并发症的一半以上。

Donaldson等在其研究中提到3位患者因组织深部感染导致假体的取出。其余假体失效的原因包括2例膝关节无菌性松动。Hohl等提及3例假体失效案例(8.6%)，其中2例为感染，1例为假体松动。

Rosenberg等在其研究中提到了4例关节内积血患者，4位患者为慢性功能性髌骨半脱位，1例为浅表性切口感染，1例为症状性深静脉血栓，1例为肺栓塞，1例为脑血管意外，1例为迟发型神经瘤。2例患者需要膝关节推拿增加其屈曲活动度，其中1例在推拿过程中发生了股骨骨折，使用石膏固定后痊愈。另有1例金属底座的髌骨假体由于过于磨损进行了翻修。

Rand等在其研究中提到的并发症包括：2例非创伤性髌骨骨折，1例髌韧带断裂，1例短暂性皮肤缺血，1例浅表感染，1例深部感染，1例先前已存在的股骨髁上骨折不愈合。2例伸膝装置障碍的患者产生了不良效果，其中2例评级为较差，仅有1例为良好。1例皮肤短暂性缺血患者的病情在停止膝关节康复活动后有反复，其效果评级为优秀。1例深部感染患者因控制感染需要接受了下肢高位截肢术。1例先前发生的股骨髁上骨折患者接受了长延长杆假体翻修后仍发生了骨折不愈合，其功能评级为较差。

除此之外，限制性假体TKA翻修术后还可能出现的并发症包括假体断裂、假体松动、浅表及深部感染、关节僵硬、假体周围骨折、腓总神经麻痹、下肢长度短缩、骨折不愈合及螺钉退钉等。

**表10–2　使用限制性假体膝关节翻修术中的并发症**

| 作者 | 样本量 | 髌骨 | 胫骨 | 股骨 | 松动 | 浅表感染 | 深部感染 | 假体断裂 | 关节僵硬 | 伤口并发症 | 出血 | 神经麻痹 | 其他 |
|---|---|---|---|---|---|---|---|---|---|---|---|---|---|
| Walker等[4] | 21例翻修 | 1例半脱位<br>1例脱位 | 1例胫骨结节撕脱；1例骨干穿孔 | 2例骨干穿孔 | | | 8例 | 8例 | 1例需膝推拿 | 5例 | 2例关节内出血 | | |
| Rand等[7] | 23例翻修 | 9例不稳定；2例松动；2例髌韧带断裂；2例骨折 | | 2例骨折 | 3例无菌性松动需翻修(2/3) | 6例 | | | | | | 1例腓总神经麻痹 | |
| Donaldson等[10] | 14例翻修 | 1例骨折 | | | 2例无菌性松动 | | 8例 | | | | | | 1例短缩大于60mm；1例需清除骨水泥残余 |
| Shaw等[11] | 18例翻修 | 36%的患者有半脱位 | 1例骨折 | | | 3例 | 1例 | | | 1例短暂皮肤缺血 | | | 1例已有股骨髁上骨折不愈合 |
| Kavolous等[13] | 11例翻修 | 2例脱位 | | | | | 2例 | | 3例需膝推拿 | 1例伤口腐烂；1例皮下溃疡 | | | 1例胫骨后脱位 |

**表10–2　(续表)**

表10-2 (续表)

| 作者 | 样本量 | 髌骨 | 胫骨 | 股骨 | 松动 | 浅表感染 | 深部感染 | 假体断裂 | 关节僵硬 | 伤口并发症 | 出血 | 神经麻痹 | 其他 |
|---|---|---|---|---|---|---|---|---|---|---|---|---|---|
| Inglis等[14] | 40例翻修 | 1例韧带断裂 | 1例骨折 | | | | 1例 | | 2例需膝推拿 | | 4例血肿 | | 1例DVT，1例PE，1例迟发型神经瘤 |
| Rand等[15] | 21例翻修 | 2例骨折，1例韧带断裂 | 2例骨折 | 14例骨折 | | 1例 | 4例 | | 5例需膝推拿 | | | | 2例股骨-胫骨脱位，2例螺钉退钉 |
| Hohl等[16] | 29例翻修 | 1例半脱位 | | | 2例无菌性松动 | 1例 | | | | | | | |
| Rosenberg等[17] | 36例膝 | 4例半脱位，1例髌骨翻修 | | 1例骨折 | | | | | | | | | |
| Lombardi等[20] | 113膝 | 1例半脱位，2例骨折 | | | 6例植骨失败后出现股骨假体松动 | 2例 | | | | | | | |

## 6 结论

翻修术中需要使用限制性假体的情况相对于初次置换来说较为多见。其适应证主要包括：侧副韧带松弛或缺损、不可补救的软组织失衡、干骺端大量骨缺损(如股骨髁上或胫骨近端)。对于这些较为复杂的翻修案例来说，其患者满意度约为50%，并发症发生率为30%~50%。而我们的宗旨是尽量少使用限制性假体。

## 参考文献


[1] Levens AS, Berkeley CE, Inman VT, and Blosser JA. Transverse rotation of the segments of the lower extremity in locomotion. J Bone Joint Surg. 1948, 30A: 859-872.

[2] Nogi J, Caldwell JW, Kavzlanich JJ, Thompson RC Jr. Load testing of geometric and polycentric total knee replacement. Clin Orthop. 1976, 114: 235-242.

[3] Accardo NJ, Noiles DG, Pena R, Accardo NJ Jr. Noiles total knee replacement procedure. Orthopedics. 1979, 2: 37-45.

[4] Walker PS, Emerson R, Potter T, Scott R, Thomas WH, Turner RH. The kinematic rotating hinge: biomechanics and clinical application. Orthop Clin of North Am. 1982, 13(1): 187-199.

[5] Rand JA, Peterson LFA, Bryan RS, Ilstrup DM. Revision total knee arthroplasty. Instructional Course Lectures XXXV: 1986: 305-318.

[6] Shindell R, Neumann R, Connolly JF, Jardon OM. Evaluation of the Noiles hinged knee prosthesis. J Bone Joint Surg. 1986, 68A(4): 579-585.

[7] Rand JA, Chao YS, Stauffer RN. Kinematic rotating-hinge total knee arthroplasty. J Bone Joint Surg. 1987, 69A(4): 489-497.

[8] Kim YH. Salvage of failed hinge knee arthroplasty with a total condylar III type prosthesis. Clin Orthop. 1987, 221: 272-277.

[9] Sculco TP. Total condylar III prosthesis in ligament instability. Orthop Clin of North Am. 1989, 20(2): 221-226.

[10] Donaldson WF, Sculco TP, Insall JN, Ranawat CS. Total condylar III knee prosthesis—long-term follow-up study. Clin Orthop. 1988, 226: 21-28.

[11] Shaw JA, Balcom W, Greer RB. Total knee arthroplasty using the kinematic rotating hinge prosthesis. Orthopedics. 1989, 12(5): 647-654.

[12] Goldberg VM, ed. Controversies of Total Knee Arthroplasty. New York: Raven Press, 1991.

[13] Kavolus CH, Faris PM, Ritter MA, Keating EM. The total condylar III knee prosthesis in elderly patients. J of Arthroplasty. 1991, 6(1): 39-43.

[14] Inglis AE, Walker PS. Revision of failed knee replacements using fixedaxis hinges. J Bone Joint Surg. 1991, 73B(5): 757-761.

[15] Rand JA. Revision total knee arthroplasty using the total condylar III prosthesis. J of Arthroplasty. 1991, 6(3): 279-284.

[16] Hohl WM, Crawfurd E, Zelicof SB, Ewald FC. The total condylar III prosthesis in complex

knee reconstruction. Clin Orthop. 1991;273: 91-97.

[17] Rosenberg AG, Verner JJ, Galante JO. Clinical results of total knee revision using the total condylar III prosthesis. Clin Orthop. 1991, 273: 83-90.

[18] Morgan CL, Rand JA. Results of total knee arthroplasty using older constrained implant designs. In: Rand JA, ed. Total Knee Arthroplasty. New York: Raven Press, 1993: 177-191.

[19] Stuart MJ, Larson JE, Morrey F. Reoperation after condylar revision total knee arthroplasty. Clin Orthop. 1993, 286: 168-173.

[20] Lombardi AV Jr, Mallory TH, Eberle RW, Adams JB. Results of revision total knee arthroplasty using constrained prostheses. Seminars in Arthroplasty, in press, 1996.

译者：朱剑熹，中南大学湘雅医院，骨科，医学博士

# 第十一章　二期翻修术治疗关节感染

Giles R. Scuderi and Henry D. Clarke

对于膝关节置换术后感染，二期翻修是适合于大多数患者的治疗选择[1-4]。治疗过程分为三部分：(1)移除假体及骨水泥并且彻底对骨及软组织进行清创；(2)6周的抗生素治疗；(3)安装新的假体。为保留翻修时充足的骨量，移除假体时应十分小心。尽管需要彻底清创及清除骨水泥，但过度的清创会导致骨量的丢失，造成翻修困难。

移除感染关节假体后，在胫股、髌股关节处放置骨水泥占位器。使用预载抗生素的骨水泥珠或者骨水泥占位器能提供局部高浓度的抗生素环境。理论上，相较于骨水泥占位器，拥有更大表面积的众多抗生素骨水泥珠会提供更高的局部抗生素浓度，但这缺乏明确的临床证据来证实。骨水泥占位器相对于骨水泥珠有着明显的机械力学优势。骨水泥占位器可以为患者在翻修术前提供一定的膝关节活动度，翻修术中也更加容易进行显露[5]。对于大部分患者来说，可以使用2~3包40 g的聚甲基丙烯酸甲酯抗生素骨水泥，混合高浓度抗生素后，用以制作占位器。我们的经验为每份骨水泥混合2.4 g妥布霉素和1 g万古霉素。混合抗生素时应避免透明的万古霉素块状物被压碎。当骨水泥调匀到达面团期时，即可将其放入股骨胫骨间隙内以至彻底成型。在骨水泥成型前，给予纵向的牵拉力以避免骨水泥与骨过度整合，这样可以方便翻修术时骨水泥占位器的取出。如果占位器较大，其骨水泥聚合过程中形成的热量会造成一定的负面影响。此时应不断地进行冲洗以降低骨水泥的温度，从而避免其对前方关节囊附近神经的损伤。为方便固定，骨水泥占位器也可制作成短钉状或柄状。向股骨远端前方延展占位器至髌股关节，可以帮助维持膝关节的稳定性及保留髌股关节空间。占位器的大小应贴合骨皮质，从而获得较好的伸直稳定性。如果占位器过小并与松质骨接触牢固或不足以提供膝关节稳定性时，则有造成骨溶解的风险。如果移除的是带延长杆的假体，则股骨髓腔内应置入抗生素骨水泥杆。应用骨水泥占位器可以为患者提供足够的膝关节稳定性，从而使得患者可以借助拐杖、助行器等进行短距离行走。

20世纪80年代，通过将金属股骨滑动装置或聚乙烯垫片与占位器相结合研发出了更多的功能更好的临时占位器，在这些临时占位器中，有一款叫做PROSTALAC(预载抗生素的丙烯酸骨水泥)，此占位器可以提供翻修术前更好的关节活动度及承重性能[6]。据报道，此种占位器可以使膝关节活动度达到75°[6]。也有些术者将取出股骨假体消毒后回植，并将聚乙烯垫片安置于骨水泥垫块上[7]，此举可降低翻修术前关节的不稳定性。但需注意，一旦应用这种活动度优良的占位器，翻修术中应保证膝关节屈伸间隙相等从而避免翻修术前关节脱位的发生。

如若怀疑有持续的关节感染征象时，我们可以在翻修手术前应用持续的负压吸引装置。但是，大部分时候，术中组织形态及术中冰冻切片的结果是决定是否进行翻修手术的依据。翻修术中应用以上讨论过的一些方法例如股四头肌斜切术等进行充分的显露。尽管有应用非骨水泥型假体结合骨移植的办法成功完成翻修术的先例[8]，但我们仍然推荐使用骨水泥型假体进行关节翻修。翻修术中应用抗生素骨水泥也可以降低术后再次感染的风险[9]。

对于骨缺损较多的翻修病例，术中常常需要使用组配的金属垫块。术中应备齐所有型号的金属垫块及延长杆。有时仅仅需要延长杆假体，并不需要全限制性假体。如若患者的韧带功能较差或不稳定，此时我们应考虑使用限制性假体。在大多数翻修病例中，我们应使用后稳定型骨水泥假体。我们推荐骨水泥仅涂于假体核心部分，如若包括延长杆，则骨水泥也应涂于杆部分。这样做的目的主要是方便必要时再次翻修时假体的取出。在极度罕见的骨缺损严重的病例中，可应用定制假体或肿瘤假体，进行此类手术时应进行充分的术前准备。

此类患者的术后管理因人而异，主要根据软组织覆盖情况、手术暴露方式以及是否应用结构骨移植情况等来决定术后管理的方式。一般，静脉应用抗生素时间取决于手术中的软组织情况。如果所有感染可能都被排除，可停用抗生素。

## 临床结果

1977年，Insall成功应用二期翻修方法治疗膝关节置换术后感染[2]，Windsor等教授也证实了此种方法的可行性[4]，并且应用二期翻修的方法治疗38例关节感染病例，在随访的4年时间里，成功治疗了37例关节感染(97.4%)，其中再次感染率为10.5%(4例)。Goldman教授报道了大样本二期翻修病例，纳入此研究的64例感染膝关节平均随访时间为7.5年，6例(9%)膝关节术后再次感染，其中只有2例感染同一病原菌，治疗成功率(97%)同Windsor基本相同[2]。

关节置换术后感染是一种灾难性的并发症，二期翻修被认为是治疗此种疾病的成功方法，其术后的长期功能评分、再翻修几率及假体生存率均与关节置换术后松动导致的翻修基本相同[1]。

## 参考文献


[1] Goldman RT, Scuderi GR, Insall JN. Two-stage reimplantation for infected total knee replacement. Clin Orthop. 1996, 331: 118-124.

[2] Insall JN, Thompson FM, Brause BD. Two-stage reimplantation for the salvage of infected total knee arthroplasty. J Bone Joint Surg. 1983, 65A: 1087–1098.

[3] Windsor RE, Bono JV. Infected total knee replacements. J Am Acad Orthop Surg. 1994, 2: 44–53.

[4] Windsor RE, Insall JN, Urs WK, et al. Two-stage reimplantation for the salvage of total knee arthroplasty complicated by infection. Further follow-up and refinement of indications. J Bone Joint Surg. 1990, 72A: 272–278.

[5] Booth RE, Jr, Lotke PA. The results of spacer block technique in revision of infected total knee arthroplasty. Clin Orthop. 1989, 248: 57–60.

[6] Masri BA, Kendall RW, Duncan CP, et al. Two-stage exchange arthroplasty using a functional antibiotic-loaded spacer in the treatment of the infected knee replacement: The Vancouver experience. Sem. Arthroplasty. 1994, 5(3): 122–136.

[7] Hofmann AA, Kane KR, Tkach TK, Plaster RL, Camargo MP. Treatment of infected total knee arthroplasty using an articulating spacer. Clin Orthop. 1995, 321: 45–54.

[8] Whiteside LA. Treatment of infected total knee arthroplasty. Clin Orthop. 1994, 299: 169–172.

[9] Hanssen AD, Rand JA, Osmon DR. Treatment of the infected total knee arthroplasty with insertion of another prosthesis: The effect of antibiotic-impregnated bone cement. Clin Orthop. 1994, 309: 44–55.


译者：谢杰，中南大学湘雅医院，骨科，主治医师，医学博士

# 第十二章 急性或慢性股四头肌腱断裂的直接修复

**Robert E. Booth and Frank P. Femino**

全膝关节置换术后发生股四头肌腱断裂的情况较少，文献中关于该问题的信息较少[1-3]。在没有植入假体的人群中，股四头肌腱断裂常发生于老年患者，而髌韧带断裂常发生于年轻患者[4-6]。而在关节置换术后，情况似乎恰好相反，尽管膝关节置换术后的人群年龄普遍较大。

全膝关节置换术后发生股四头肌腱断裂的原因有很多，包括力学因素、全身和局部因素。在力学因素方面，股四头肌腱上产生的拉力非常大，将近3000牛，比髌韧带在90°和120°屈曲时的拉力更大，但是小于髌韧带60°屈曲时的拉力[7]。在软组织受损的恢复过程中，伸膝装置却维持如此大的张力，股四头肌腱在全膝关节置换术后发生断裂显得不足为奇。外侧支持带松解或Roux-Goldthwaite技术使得血管和软组织受损，进而导致股四头肌腱断裂，这种病例已有一些被报道[2-3]。

对于一个全膝关节置换术后的患者而言，直接修复急性股四头肌腱断裂几乎没有禁忌证。 如果只有较少软组织受损，那么该技术对于无假体植入的患者会非常有效。文献中报道过很多此类技术，包括单纯端端对合修复，或额外加固[4,5,8]。然而全膝关节置换术中常存在股四头肌腱结构受损，那么就可能会出现再次断裂的问题，并且较为常见。无论是急性断裂还是慢性断裂，再次断裂的发生率相差不大。因此，建议行加固修复和软组织加强。据报道有很多不同的加固技术如股四头肌腱皮瓣翻转折叠技术(图12-1，Scuderi翻转折叠技术)[6,9]。在慢性断裂的情况中，由于伸肌的短缩可能需要Codivilla股四头肌延长技术(图12-2，Codivilla 肌腱延长和修复技术)[10]。

对于关节置换患者来说，早期修复急性股四头肌腱断裂的效果极好[4,11]。但对于全膝关节置换术后的患者，发生了股四头肌腱断裂，无论修复的效果多好，其功能恢复始终要差一些。伸肌延迟和股四头肌无力较为常见，可

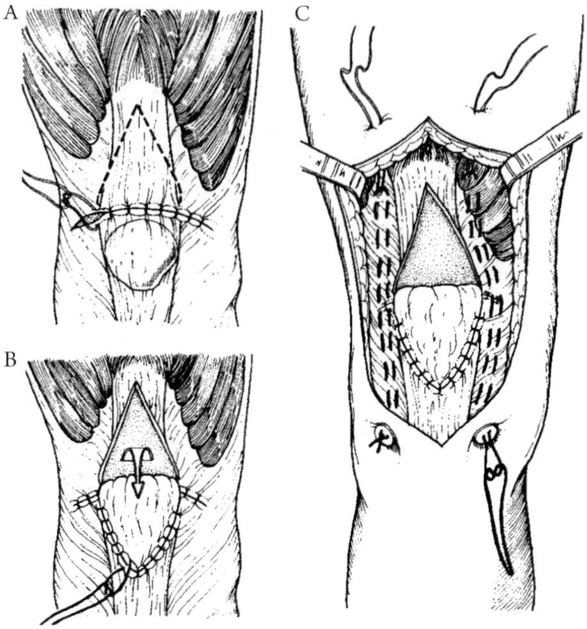


**图12–1　修复股四头肌腱断裂的Scuderi技术**

(A)清除和修复股四头肌腱撕裂的边缘；(B)制作肌腱近端三角形瓣，折叠并越过撕裂处，在适当的位置缝合；(C)然后在内侧和外侧支持带上做一些纵向的拉拔缝合用以增强。

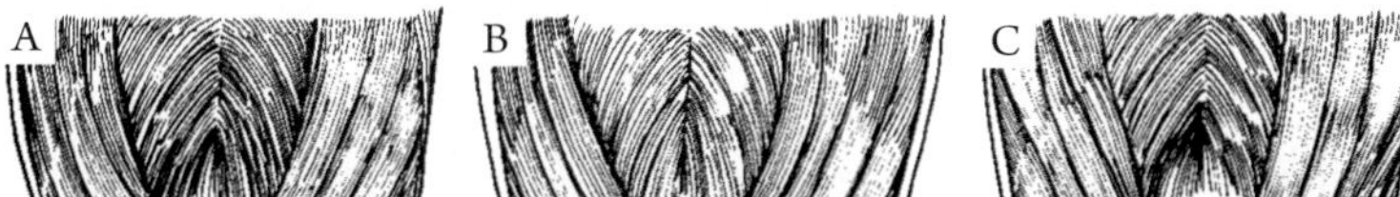


**图12–2　Godvilla技术延长和修复慢性股四头肌腱断裂**

(A)清除和修复肌腱撕裂缘；(B)从肌腱近端做倒“V”形切口；(C)将切割分离的肌腱翻向远端并缝合，然后修复上方的“V”形缺损。

能还需要支具[1-2,12]，并且修复部位需保护的时间长达数月[1,3]。Lynch等人报道了3例修复病例，结果1例在6周后再次断裂，遗留了35°的永久性伸直受限，另外2例存在明显的伸膝迟滞[3]。唯一的例外是Fernandez-Baillo等人[13]报道的1例，他采用Scuderi技术并用涤纶线加固修复了全膝关节置换术后1月余发生的股四头肌腱创伤性断裂。术后1年患者的膝关节功能良好，无疼痛，活动度为0°~110°，股四头肌腱强度几乎正常[13]。

我们建议修复手术越早越好，因为早期修复可以使深层股四头肌腱的萎缩和短缩最小化。我们更倾向于使用Scuderi的技术，可以通过术中评估决定是否使用涤纶线加固。术后治疗包括在管形石膏的辅助下完全承重6周，然后去除石膏，开始在铰链支具保护下逐步屈曲，然后开始理疗强化。我们的目标是在3个月时可屈曲90°以及尽量没有伸膝迟滞，并预计在6~12个月之内可达到最佳的疗效。

## 参考文献


[1] Gustillo RB, Thompson R. Quadriceps and patellar tendon ruptures following total knee arthroplasty. In: Rand JA, Dorr LD, eds. Total Arthroplasty of the Knee. Rockville, Maryland: Aspen, 1987: 45.

[2] Doolittle KH, Turner RH. Patellofemoral problems following total knee arthroplasty. Orthop Rev. 1988, 17: 696-702.

[3] Lynch AF, Rorabeck CH, Bourne RB. Extensor mechanism complications following total knee arthroplasty. J Arthroplasty. 1987, 2: 135-140.

[4] Siwek CW, Rao JO. Ruptures of the extensor mechanism of the knee joint. J Bone Joint Surg. 1981, 63A: 932-937.

[5] Larsen E, Lund PM. Ruptures of the extensor mechanism of the knee joint. Clin Orthop. 1986, 213: 150-153.

[6] Murzic WJ, Hardaker WT, Goldner JL. Surgical repair of extensor mechanism ruptures of the knee. Complic Orthop. 1992, 7: 276-279.

[7] Huberti HH, Hayes WC, Stone JL, Shybut GT. Force ratios in the quadriceps tendon and ligamentum patellae. J Orthop Res. 1984, 2: 49-54.

[8] Walker LG, Glick H. Bilateral spontaneous quadriceps tendon ruptures. Orthop Rev. 1989, 18: 867-871.

[9] Scuderi C. Ruptures of the quadriceps tendon. Am J Surg. 1958, 95: 626-634.

[10] Scuderi C, Schrey EL. Ruptures of quadriceps tendon, study of 14 tendon ruptures. Arch Surg. 1950, 61: 42-54.

[11] Rasul AT, Fischer DA. Primary repair of quadriceps tendon ruptures. Clin Orthop. 1993: 205-207.

[12] MacCollum MS, Karpman RR. Complications of the PCA anatomic patella. Orthopedics. 1989, 12: 1423-1428.

[13] Fernandez-Baillo N, Garay EG, Ordonez JM. Rupture of the quadriceps tendon after total knee arthroplasty: a case report. J Arthroplasty. 1993: 331-333.



译者：雷鹏飞，中南大学湘雅医院，骨科，医师，医学博士

韩斐，中南大学湘雅医院，骨科，医学硕士

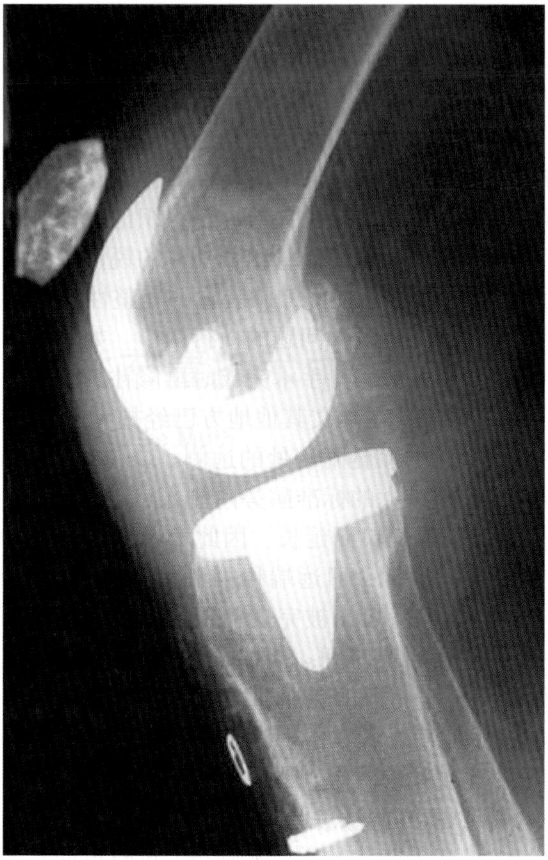

图13-1　侧位片显示髌韧带断裂

生在那些膝关节活动受限的患者[10-11]，另外一些学者认为是假体与髌韧带的撞击导致了髌韧带的断裂[12]，还有一些学者认为是髌韧带的血管损伤，导致了髌韧带坏死进而发生断裂[12-13]。

文献中已对膝关节置换术后髌腱断裂的发生时间进行了讨论，在Cambi和Engh发表的一系列报道中[10]，8例中有6例发生在术中或术后不久；但Gustillo和Thmopson研究发现患者髌腱断裂的时间更晚[4]，不管断裂在什么时间发生，在治疗上并无差异。

尽管有不少髌腱断裂的缝合方法，但因关节置换后髌腱断裂的病例仍然很少，所以没有哪种单一的技术能作为金标准。

单独使用石膏或是支具固定会得到不出意料的令人失望的结果。这一治疗方法可能适合于部分撕裂，但不完全断裂的最后诊断比较困难，因此开放手术进行修复可能是更优的治疗方法。重建的方法包括直接手术修复、局部自体肌腱移植、游离自体肌腱移植、人工合成材料移植和不同形式的同种异体肌腱移植。

髌腱急性完全断裂也许可以直接修复，但是最好采用一些增强的修补方法。为了尽可能地保留修复的效果并减少肢体僵硬的发生率，修复手术应尽快完成。如果断裂发生在肌腱的中段部分，首尾相连的修复技术可能会被使用。一些方法能够提高直接修复的缝合强度，这些方法包括Bunnell编织缝合术[7]或者肌腱包埋缝合术，肌腱应该用不可吸收的缝合线去修复，如果条件允许，腱旁的组织应该用可吸收的缝合线去缝合。不幸的是，中段髌腱损伤远比远端、近端损伤及附着处损伤少见得多，于是导致后续的损伤更难以处理。

骨撕脱伤和髌骨下级的髌韧带撕裂，都可以用传统的Bunnell修复法处理。这种方法主要通过髌骨顶部的钻孔缝合来实现。当拉紧缝线时，恢复髌韧带的原始长度非常重要。可以通过比较侧位X线片上对侧髌韧带的长度和髌骨的位置来确定。应避免低位髌骨，许多学者推荐使用一种包绕胫骨结节和股四头肌肌腱的强化环绕缝合术，这一方法能够促进术后的恢复。相对于钢丝来说，我们更加愿意选择5#不可吸收线去缝合。术后康复方案各不相同。普遍来说，当股四头肌开始活动锻炼时，膝关节应该维持完全伸直状态4~8周，之后需要充足的时间让软组织恢复(大约6周)。在这段时间内膝关节进行活动度及肌肉力量的训练。12周左右可进行负重训练和弯曲活动。

极其接近胫骨结节止点的髌韧带撕裂的修复具有极大的挑战性，当髌腱远端不完整时采用急性修复也有类似的结果。此时，术者必须从几个重建方案中选择一个较好的方案。不幸的是，目前并不存在一种经过大量临床论证的可行手术方案。

最早的修复髌韧带的方法由Kelikian提出[14](图13-2)，他使用自体半腱肌，将近端的止点缝合于肌肉肌腱结合处，远端保持完整。游离肌腱近端穿过胫骨结节和髌骨上的钻孔，再反折缝合于其肌腱止点。如果长度不够，可以分离股薄肌肌腱，缝在半腱肌腱上。Ecker和他的同事[15]对这种方法进行了改进——用Steinmann螺钉穿过髌骨的上级进行骨牵引器来延长较短的肌腱。但是这种技术在现在的全膝关节置换术中并不推崇。

Cadambi和Engh对Kelikian技术进行了改进[10]。对于7位全膝关节置换术中发生了髌腱断裂的患者，用半腱肌(其中有2位使用的是股薄肌)沿着残存的髌腱边缘穿过髌骨另外一极横向的孔，在髌骨置换骨面的前方，顺着残留的髌腱方向加强。术后48 h在膝关节支具的保护下开始膝关节的负重训练，第6周开始膝关节的运动，在接下来的10周在铰链型膝关节支具的支持下每天逐渐增加膝关节的运动，患者股四头肌以及膝关节的运动康复都得到了完全的康复。

有些作者报道了利用同种异体移植肌腱来修复受损的伸膝装置。Emerson和他的同事[3]报道了使用同种异体髌腱移植来修复15例全膝关节置换术中髌腱

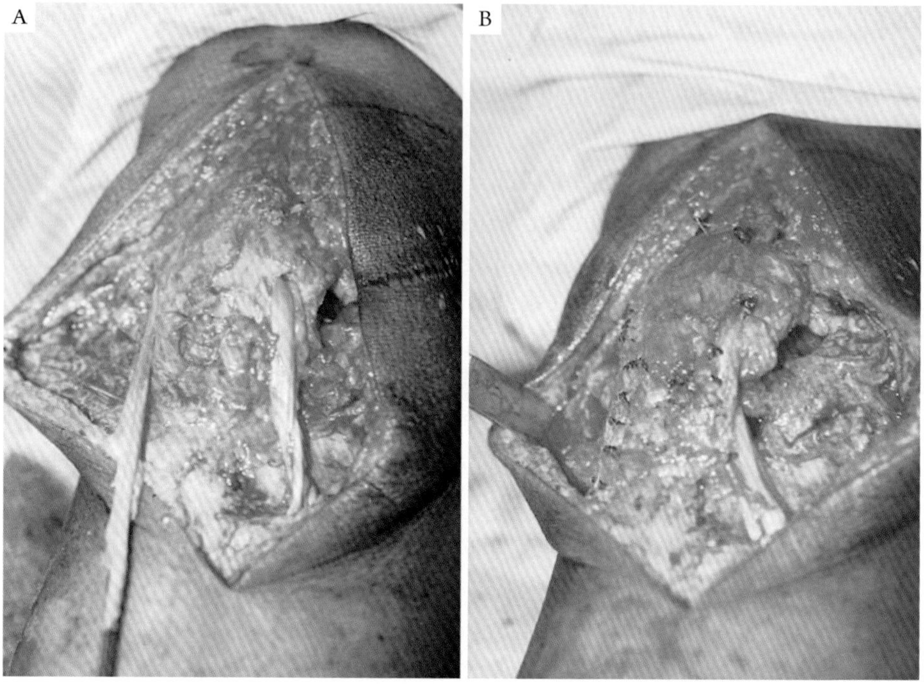


图13–2 该肌腱通过髌骨横孔(A)，缝合固定在髌腱的边界(B)

断裂的患者。同种异体移植髌腱由胫骨结节、髌韧带、髌骨、股四头肌肌腱组成。移植物是冻干的或者新鲜冰冻的。移植物一端被两颗螺钉固定在胫骨上，另外一端被不可吸收缝线缝合在其原来所在股四头肌的位置。术后伤口愈合即开始膝关节的运动，在开始的6周内，在铰链型膝关节保护支具的支持下，膝关节在60°以内进行弯曲伸直训练，后6周内使膝关节弯曲幅度达到90°。除了3位患者以外，其他的患者均能完全伸直，66%的患者并未有伸直无力的感觉。

最近Zanotti和他的同事[16]报道了他们运用骨—髌腱—骨复合移植物成功地治疗了1例膝关节髌韧带缺失的患者。他们将来自新鲜尸体上的髌骨—髌腱—胫骨近端移植物辐射，冻干，并在受者身上制作了一个骨–骨接触面，以适应移植物的附着。当受者准备好接受移植骨块时，移植的胫骨骨块被皮质骨螺钉钉住，术后在膝踝关节支具的支持下预防性地保护性训练3个月，2年的随访表明患者康复情况令人满意。

我们现在重建慢性的髌韧带撕裂主要通过新鲜冰冻的伸膝装置移植来实现，包括胫骨结节、髌韧带、髌骨和股四头肌肌腱(图13-3)。这是目前较好的方法，主要是其能提供足量的组织。因为伸膝装置的破坏可能会导致屈曲不稳，所以更推荐使用后稳定型的膝关节假体。如果对膝关节的稳定性存有疑虑，应该使用限制性假体。最后，在制定修复方案的时候，皮肤和周围软组织应该被考虑进去。如果之前已经尝试过几次修复但结果不佳，可以尝试同种异体移植修复。皮肤可能会产生粘连附着或有多条瘢痕，使用组织扩张器是可以考虑的有效选择[12]。这同样很重要，因为胫骨结节移植会增加胫骨周围组织的体积，使得关闭伤口变得很困难。

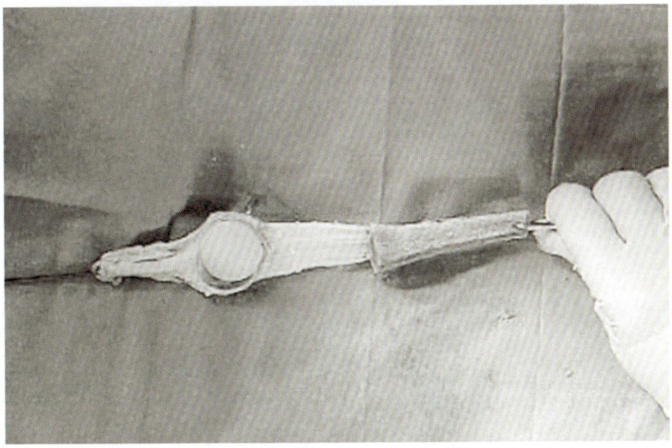

图13-3　同种异体骨移植

## 3　技术

膝关节切开暴露后，必须注意保护髌韧带和周围的纤维组织，因为它能提供一个血管层以方便同种异体移植物的关闭。如果股骨和胫骨部分需要修复，那么最好在放置同体异物移植物之前进行。胫骨结节处坚硬的骨质应该被移除。是否置换髌骨存在争议，我们最近倾向于不置换髌骨。

胫骨侧的准备是构建一个长约60~80 mm的通过胫骨结节和胫骨嵴的骨槽。骨槽应去掉前方皮质并压缩皮下的骨松质。切开远端应倾斜以降低张力。此外，如有可能，胫骨部分下方的皮质边缘应尽可能地保存下来，只有这样，移植物才能像钥匙一样扣入槽内(图13-4)。

当手术做到这一步时，为了能够顺利地把移植的胫骨放在正确合理的位置，一定要确保髌骨位置的合理与正确。在膝关节完全伸直的情况下，髌骨应该处于股骨前面的髌骨滑槽内，而且髌骨的下极大约在膝关节的力线上1 cm，一旦髌骨的位置确定了，就可以用2颗皮质骨螺钉或者2股钢丝将移植的胫骨骨块固定起来。如果胫骨部分需要修饰，此时就应该把钢丝穿过胫骨骨干上的螺纹孔洞，然后将其固定在胫骨干的后面。如果使用了胫骨延长杆，很可能在固定螺钉或者用钢丝捆绑时会比较困难。

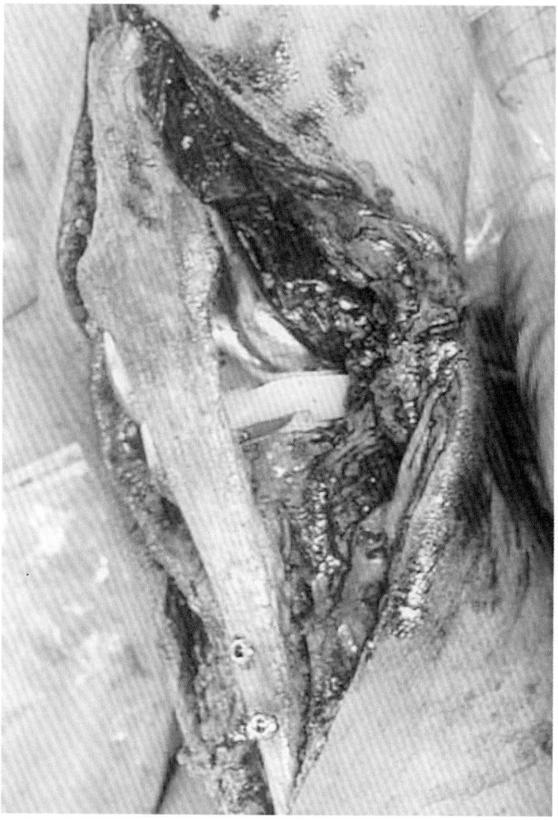

图13-4　移植的异体股四头肌肌腱

当上述步骤完成，移植的股四头肌肌腱横向穿过受者股四头肌，在膝关节完全伸直的情况下，将两者用不可吸收复合缝线缝合起来。患者原有髌骨可能形如薄片，或者仅留皮质外壳，但也没必要切除髌骨。因为残存的髌骨能够自己修复自已愈合，并且可在术中作为一个比较有价值的标记。移植的髌骨和原有的髌骨发生重合，这样在术后拍X线片时就会发现有两块髌骨(图13-5)。

此时，需要检查膝关节的活动和张力，此时膝关节的活动范围一般是弯曲45°~60°，而且如果此时力线较好，髌骨运动轨迹也是居中的。股四头肌中部与移植髌腱中部连在一起，并将左边的侧副韧带松解。然后按常规的方法缝合膝关节，再在支具上伸直固定6周。在这段时间内患者可进行负重行走，并可在坐着的情况下锻炼股四头肌的力量。6周后在支具的保护下开始进行弯曲伸直训练，术后X线片复查时，如果显示胫骨移植物与受者骨质已愈合，则可去除支具，但是此时的股四头肌的力量仍然较差，以至于不能支撑大腿。

我们有对6例髌韧带慢性损伤患者使用髌腱移植物修复的经验，虽然4例

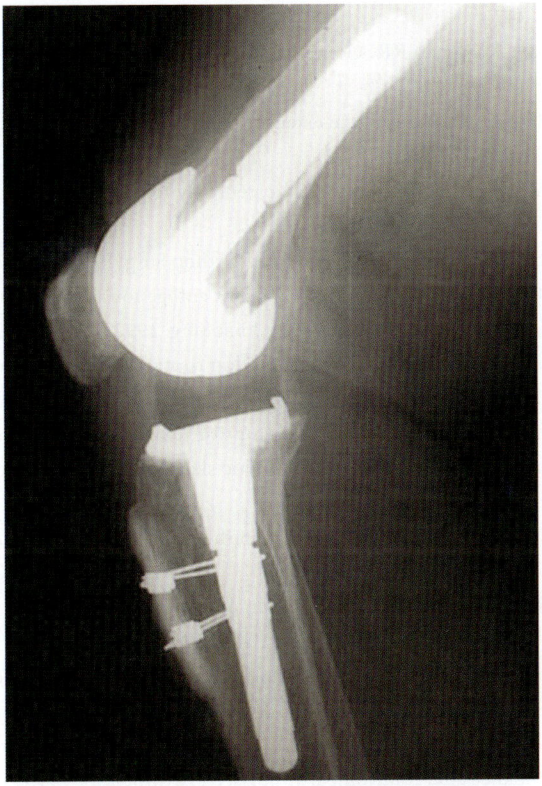

图13-5 术后X线片显示异体股四头肌肌腱移植，注意双髌骨

患者能完全伸直，但是还是有2例患者伸直少于10°，平均膝关节弯曲度数达到90°，6例患者都能独立行走。

## 参考文献


[1] Insall JN，Haas SB. Complications of total knee arthroplasty，In：Insall JN. Surgery of the Knee. New York：Churchill Livingstone，1993：891-934.

[2] Doolittle KH，Turner RH. Patellofemoral problems following total knee arthroplasty. Orthop Rev. 1988，17：696-671.

[3] Emerson RH，Head WC，Manlinin TI. Extensor mechanism reconstruction with an allograft after total knee arthroplasty. Clin Orthop. 1994，303：79-85.

[4] Gustillo RB，Thompson R. Quadriceps and patellar tendon ruptures following total knee arthroplasty. In：Rand JA，Dorr LD，eds. Total Arthroplasty of the Knee. Rockville，Maryland：1987：41-47.

[5] Coonse K，Adams JD. A new operative approach to the knee joint. Surg Gynecol Obstet.

1943,77: 344-347.

[6] MacCollum RF, Karpman RR. Complications of the PCA anatomica patella. Orthopedics. 1989,12: 1423-1429.

[7] Sewik CW, Rao JO. Ruptures of the extensor mechanism of the knee joint. J Bone Joint Surg. 1981,63A: 932-937.

[8] Whiteside LA, Ohl MD. Tibial tubercle osteotomy for exposure of the difficult total knee arthroplasty. Clin Orthop. 1990,260: 6-9.

[9] Matava M. Patella tendon ruptures. J Am Acad Orthop Surg. 1996,4: 287-296.

[10] Cadambi A, Engh GA. Use of a semitendinosus autogenous graft for rupture of the patellar ligament after total knee arthroplasty. J Bone Joint Surg. 1992,74A: 974-979.

[11] Rand JA, Morrey BF, Bryan RS. Patella tendon ruptures after total knee arthroplasty. Clin Orthop. 1989,224: 233.

[12] Gold DA, Scott WN. Soft tissue expansion prior to arthroplasty in the multiply-operated knee. A new method of preventing catastrophic skin problems. J Arthroplasty. 1996,11(5): 512-521.

[13] Laskin RS. Total condylar knee replacement in rheumatoid arthritis. J Bone Joint Surg. 1981, 69A: 29.

[14] Kelikian H, Riashi E, Gleason J. Restoration of quadriceps function in neglected tear of the patella tendon. Surg Gynecol Obstet. 1957,104: 200-204.

[15] Ecker ML, Lotke PA, Glazer RM. Late reconstruction of the patella tendon. J Bone Joint Surg. 1979,61A: 884-886.

[16] Zanotti RM, Freidberg AA, Mathews LS. Use of patellar allograft to reconstruct a patellar tendon-deficient knee after total joint arthroplasty. J Arthroplasty. 1995,10(3): 271-274.

译者：钟达，中南大学湘雅医院，骨科，副教授，副主任医师，医学博士

# 第十四章　股骨假体周围骨折的翻修

Robert E. Booth and David G. Nazarian

全膝关节置换术后很少发生股骨远端骨折，事实上它可能是骨损伤中最难处理的情况。发生于股骨髁和股骨干(近端12 cm)“交界区”之外的骨折一般问题不大。股骨干骨折的骨质较好，骨碎块少，距离关节线远，所以受假体本身的影响很小。股骨远端上髁的骨折不涉及膝关节侧副韧带，可用简单的翻修垫块治疗。

但是，关节线附近3~15 mm以内的假体周围骨折存在如下几方面的危害。首先，就算在肢体上发生很小的创伤，也可以产生严重的粉碎性骨折。实际上，一般情况下创伤越小，骨折越严重。第二点可以对此进行解释，这些患者的股骨髁上骨质疏松很严重，骨皮质很薄，髓质内几乎没有松质骨。当股骨远端的“蛋壳”发生破裂时，由于假体附近缺乏骨质，所以会导致重建失败。

第三，很少引起注意的一个骨折因素是欠满意的初次置换本身。尤其是全膝关节置换术后的关节僵硬，多由于后交叉韧带过紧或假体型号过大所致。这种僵硬膝对股骨产生的压力不仅容易引起骨折，而且容易混淆术者对稳定性的判断。当术者要治疗骨折或失败的全膝关节置换术时，通常有必要同时处理这些问题，因为它们是相互联系的。

同社会学因素一样，从生物学角度来看，目前股骨髁上骨折的保守治疗几乎是不可能成功的，通常必须手术介入以应对不同的情况。虽然有许多内固定技术可选用，但同样都存在技术上的难题，如骨折不愈合及畸形愈合的发生率非常高。下肢的内侧力学轴，膝关节后方肌群的协同动作，以及关节本身的运动矢状面等共同作用，即使是再坚固的内固定，也可以使其发生松动。粉碎性骨折、股骨严重的骨质减少、膝关节置换术后僵硬等共同的影响导致了这一问题的发生。所以并不奇怪，许多骨折会发展为骨折不愈合或形成迁延性骨不连并伴有股骨远端骨折块屈曲、内收、内旋的典型畸形。

Ritter提倡的Rush棒髓内固定技术经济且快速，但在大多数情况中不能提供足够的稳定性。目前发现钢板和螺杆设备对股骨远端的治疗效果更好[2]，虽然再好的手术结果都有可能恶化为骨折不愈合或骨不连。当然，可用于远端螺杆固定的骨质通常要和股骨假体的髁间设计相符。新型钢板系统具有足够的髁上螺钉固定选择，或可改善这一情况，但是骨质和关节动力学等生物学问题会持续存在。

骨折固定在面对关节活动时，需要更坚强的固定。通过大多数假体的髁间窝置入髓内钉，是一个很好的选择，因为其受关节置换假体的影响少。虽然还需考虑一些重要的技术问题，但目前已有人报道了该技术的优异效果[3]。第一，必须了解股骨假体的精确设计细节，确保足够大以达到骨折固定的髓内钉可以穿过股骨假体髁间开口。不同厂家股骨假体的髁间直径已众所周知(表14-1)。有些欠可信的报道认为需要使用一个磨钻扩大金属假体髁间隙，然而这显然是不推荐的。

第二，术者要充分准备好必需品后再打开股骨假体上的骨折端，然后植入从远端股骨上截取下来的同种异体移植物以包绕髓内杆，填充干骺端空洞，维持股骨的长度，以及通过钢丝环扎为粉碎的宿主皮质骨提供支撑。如果没有这种移植材料，单独的髓内杆可能不能充分维持肢体长度和促进骨折愈合。最后，术者应该在固定骨折后通过切除过紧的后交叉韧带或更换过厚的髌骨组件以改善僵硬膝的功能。

这些选择都不适用的情况极为常见，有时可能会因为太严重而不能被保留人工关节，骨折愈合不良和最终骨折愈合却存在功能障碍的下肢。骨折的“个

**表14-1　常用膝关节假体的髁间距***

| 假体 | 髁间距(mm) |
|---|---|
| Miller-Galante (Zimmer, Warsaw, IN) | 12 |
| Insall-Burstein (Zimmer) | 14~19 |
| Biomet (Warsaw, IN) | 22 |
| Intermedics (Austin, TX) | 18 |
| AMK (DePuy, Warsaw, IN) | 14~17 |
| Osteonics (Allendale, NJ) | 19 |
| PFC (Johnson & Johnson, New Brunswick, NJ) | 20 |
| Kirschner wires (Timonium, MD) | 20 |
| Genesis (Smith & Nephew Richards, Memphis, TN) | 20 |
| Duracon (Howmedica, Rutherford, NJ) | 12~16 |

*引用，已修正，引自：Engh和Ammen[4]

性”可能不够引人注意，很多问题混杂在一起，如骨粉碎，用于螺钉或杆固定的远端骨质不足，假体周围骨丢失继而发展为骨折前骨溶解，或髁间破裂侧方支持受损。在以上这些以及其他严重的情况中，必须要考虑同时进行翻修假体和固定骨折。这需要付出较大的努力，需要依靠合适的翻修假体和工具，充足的同种异体移植材料，以及丰富的全膝关节翻修经验完成。

在手术室中，术者要为长时间的手术做好准备，麻醉也要能够持续数小时。虽然灭菌的止血带可以在很多手术中帮助止血，但是有些患者的大腿太短以致于不能使用合适的止血带。最佳的切口是延长关节切开术的中间切口。该入路甚至可以帮助从股骨内侧或外侧去除前次固定失败的组件，且不需要使用平行的皮肤切口。所有前次的假体材料都要去除，通常最好在去除股骨组件之前处理前次的骨折材料。这样，才可以在术中尽可能地保护易碎的股骨远端骨质。

通常可以使用一个很长的髓内杆以实现骨折的最佳固定，在骨折端之上至少延长数英寸。该髓内杆必须与新的膝关节假体和系统相匹配，如髁限制性假体要保持工业标准。可能有必要使用弧形杆以匹配弯曲的股骨，弧形杆还有额外的好处，可以在最后的假体架构上赋予部分旋转稳定性。长度为150~200 mm的杆最有帮助性。偏心杆还能适应之前的骨折畸形愈合。

必须要清晰地认识和反思置换术骨折固定失败的原因。大部分情况下需要将交叉韧带保留型替换为交叉韧带替代型假体，减小假体组件的型号，纠正股骨和胫骨组件的内旋对位不良。因为受肌肉的影响膝关节常常倾向于屈曲和内旋，所以股骨远端骨折块很难控制，于是，在术中，常需要额外的助手，即便是放试模时也一样。

当选择好了假体并试好了试模，就可以处理骨折问题了。尤其要注意肢体的适当旋转度，通常以触诊后方股骨嵴来确认位置。应弄清楚是否是新鲜骨折，骨折不愈合或骨不连，股骨近端和远端骨折块之间的界面可能需要被简化和去除瘢痕吸收组织。这在斜形截骨中更为重要，且需要防止两侧尖端相对和台阶出现。斜形截骨可以形成更大的骨面以促进愈合，部分纠正屈曲畸形，以及提供旋转稳定性。有时可能需要补充皮质骨骨板固定骨折，尽管因为髓内杆只能使用单皮质骨螺钉固定。

有时可能需要对骨折进行大量的移植。至少在手术快完成时小骨块或骨泥会比较有帮助，可以促进骨量减少区域的愈合。用髓内植骨包裹髓内杆，但效果最好的可能是提供骨量和填充髁上区域，如前文提到的逆行髓内钉技术。偶尔，当股骨远端骨质极差时，可能需要股骨远端整体移植。首先在移植骨上进行关节置换术，然后再移植到术区与宿主的股骨相结合。大块移植骨可以通过移植骨的凹槽和宿主残余股骨髓腔相接合，或者如前文所提及的斜形截骨技术完成。无论是哪种情况，超过髓内杆的移植骨要做得很长，然后截成适合肢体的长度以符合关节置换时的屈曲平衡。我们可以采用同样的方法，并允许将合适的伸直平衡作为次要调整目标，这样术者就能够用垫块平衡简单的翻修假体。

如果在术中发生了髁间骨折，要保留骨折片和与它们附着的并行韧带。这些骨折片可在股骨假体复位骨折部位时粘合固定，以临时复位钳固定后再予骨水泥加固，必要时用非可吸收线加强。当然，应最优先保留内侧副韧带，因为如果缺少内侧副韧带，即使使用限制性髁膝关节也会产生旋转不稳定。表面覆盖的皮质骨板或者支撑物可以接合在宿主/移植骨的连接处以增加骨量，包裹残留的皮质骨块，以及进一步增加旋转稳定性。这些骨块的整合最后效果都非常好，很多和股骨近端髋部重建时所观察到的效果一样。

最后，术者有义务在术中将骨折和关节置换做到充分稳定。偶尔情况下，可能需要骨水泥固定髓内杆。这一过程需小心操作，因为可造成未来翻修的困难和导致一些骨折片成为死骨。应该使用适量的骨水泥固定髓内杆，可以使用骨水泥限制器。最好用外部支撑以辅助这些骨折的内部稳定，虽然这些辅助治疗可能在一些重建的早期运动中有帮助。术者在判断保护范围内的承重，这受移植骨的范围、重建的稳定性、术后运动的需要以及患者依从性的影响。

当手术成功地翻修了欠满意的膝关节置换的同时固定了突然发生的骨折时，这一过程是非常令人满意且具有成本效益的。

## 参考文献


[1] Ritter MA, Keating EM, Faris PM, Meding JB. Rush rod fixation of supracondylar fractures above total knee arthroplasties. J Arthroplasty. 1995, 10: 213-216.

[2] Healy WL, Siliski JM, Incavo SJ. Operative treatment of distal femoral fractures proximal to total knee replacements. J Bone Joint Surg. 1993, 75-A: 27-34.

[3] Henry SL, Booth RE. Management of supracondylar fractures proximal to total knee arthroplasty with GSH supracondylar nail. Contemp Orthop. 1995, 31: 231-238.

[4] Engh GA, Ammeen DJ. Periprosthetic fractures adjacent to total knee implants. J Bone Joint Surg. 1997, 79-A: 1100-1113.



译者：雷鹏飞，中南大学湘雅医院，骨科，医师，医学博士

韩斐，中南大学湘雅医院，骨科，医学硕士

# 第十五章　胫骨假体周围骨折的翻修

Wayne G. Paprosky, Todd D. Sekundiak, and John Kronick



虽然全膝关节置换的数量越来越多[1]，但是胫骨假体周围骨折的发生率却很低。Healy做了一项回顾性研究发现，在1970年至1992年发表的论文中，只有9篇文章报道了共32例发生胫骨假体周围骨折的病例[2-11]。而Cordeiro等[4]报道的发生率仅为股骨髁上骨折发生率的1/9。对于其治疗包含的许多手术和保守治疗方法，将会在下文中提到。

相关文献中并没有关于胫骨假体周围骨折的完整的系列报道。Rand和Coventry[8]报道了15例胫骨平台骨折的病例中只包含了假体位置不良、旋转角度不合适的病例，却不包含术中发生的骨折、创伤以及假体失败引起的骨折。所有涉及内侧平台的骨折其原因主要是因为胫骨假体的过度内移和内翻定位，这些因素将会增加内侧胫骨平台的应力，对于骨骼质量较差的患者再安装一个无法分散应力的假体，最终将导致骨折的发生[11-12]。而这些应力性骨折的发生常伴随着假体松动，需要翻修手术来治疗。其他文献也证实了这些应力性骨折与假体松动和假体位置不良密切相关[3,6,9,11]。

这类应力性骨折与发生于创伤后的骨折不同。随着年轻活、动量大的患者行全膝关节置换术的数量的增多，由创伤引起的胫骨假体周围骨折的发生率也随之增高。对于这些骨折的治疗需要综合考虑一系列因素，例如：骨折的一般处理，如何选择最佳的手术入路等。由创伤引起的损伤需要根据致伤能量的不同加以区分，以选择最佳治疗方案。对于高能量损伤引起的骨折，需要注意骨与软组织损伤的程度、较高的感染风险、可能是双侧甚至多处的骨折，还要考虑多系统损伤的可能。

## 1 发生率

据文献报道，全膝关节置换术后胫骨假体周围骨折的发生率约为1.7%[8]，其包含了由于假体位置和选择不当等医源性因素的影响，因此，可能比其实际的发生率略高。在Weidel's[12]所报道的800例全膝关节置换的病例当中，没有一例因创伤导致的胫骨假体周围骨折；而在Bryan[3]报道的450个病例中，其骨折发生率仅为1%。另有研究发现，对照组和骨折组之间在患者的体重、病程、是否存在对侧下肢疾病、类固醇激素的使用方面并无显著差异[8]。出人意料的是，大多数关于胫骨假体周围骨折的案列和病例报告显示其多发生于很小的创伤之后[3-11]。骨折发生后最常见的症状是疼痛，症状可持续1天~8年，而早期诊断困难常常导致患者延误就医。

## 2 治疗

同其他骨折一样，胫骨假体周围骨折的治疗目标是：获得满意的下肢力线，同时保留韧带和腱性组织的附着点和功能，以促进骨折愈合。Chen等[15]提出了一个用于治疗股骨髁上假体周围骨折的治疗方案，同样适用于胫骨假体周围骨折的治疗。Rand[16]还研究了骨折发生的时间、地点、骨折严重程度、骨折块是否相连以及骨折对下肢力线和骨折端对线的影响这5个因素，结合患者自身因素如年龄、活动能力、是否有其他系统性疾病等来评定骨折的特点，以选择合适的治疗方案。最后，还要综合考虑患者发病前的关节状况，才能确定最终的治疗方案。

多数学者认为[17]，对于低能量损伤引起的骨折，如果假体固定牢靠、骨折端稳定、无移位，通过非手术治疗就能获得良好的骨折愈合。另有研究显示，保留膝关节的运动功能在一定时期内可以促进骨折愈合。

对于发生在假体固定牢靠、之前功能良好的、有移位的、不稳定的骨折的治疗，到底是应该进行手术治疗还是应该保守治疗仍然存在争议——如果选择手术治疗，是应该进行翻修还是内固定？一般来说，只有在骨折能很好复位并能维持其位置时，才考虑保守治疗。当患者无法忍受长期制动的痛苦，或是骨折端无法复位或维持其位置时，只能选择切开复位内固定这种方法进行处理。

在去除固定良好的关节假体时会导致大量的骨丢失，翻修手术主要适用于因软组织覆盖、假体或是骨折情况的影响无法行内固定的患者。结合骨折的特点，如何评估在假体去除时骨量的丢失至关重要。在去除假体的过程中，可能会加重骨骼的碎裂程度，同时还需要结合患者本身的骨质情况，来确定翻修时的假体类型，以及是否需要使用延长杆、垫块、植骨等。此外，还要确定是否有足够的技术条件在术中重建患者的膝关节。而早期通过保守治疗获得的骨折畸形愈合，使得骨量得以保留、软组织得以愈合，在骨折愈合后再行翻修手术或是截骨比一开始便大范围地进行切开重建更简单和有效，因为后者需要一定的骨和软组织条件的支持。

当假体位置异常而固定牢靠的患者发生骨折时，评估其骨量的丢失显得更为关键，因为假体位置异常，意味着需要立即行翻修手术。总之，假体位置异常的患者若发生胫骨假体周围的应力性骨折，则需要行翻修手术[8]。而在骨折愈合后再行翻修手术在技术上来说将会更容易完成。如果骨或软组织条件不允许，可先进行稳定的固定，再行翻修手术。

对于假体松动的病例，无论骨折是否发生移位，都需要行翻修手术。还有一些学者[17]因为害怕翻修手术时会出现新的骨折，仍然试图通过保守治疗或是内固定来进行治疗。如前所述，重建手术的技术要求和微环境要求决定了手术的时机，还需要注意的是，患者可能无法耐受手术，且感染的风险也将增高。

胫骨骨折后不愈合、畸形愈合、延迟愈合可以用带延长杆的胫骨假体来进行翻修(见图15-1)。而股骨骨折的延迟愈合、不愈合则可用内固定和植骨来进行治疗[18]。对于软组织比较薄弱的胫骨假体周围骨折，如果尝试切开接骨术可能导致皮肤的剥脱。而如果实施切开复位钢板内固定，则会由于螺钉进入髓腔，进而妨碍翻修手术的进行。对于干骺端和骨干的骨折来说，骨折较稳定，应用延长杆和髓内植骨将会获得很好的疗效。骨折通过治疗后，畸形得到矫正，关节活动度得以保留，骨折端可以负重(见图15-1B)[19-21]。

## 3 术前计划

全膝关节置换术后胫骨假体周围骨折的翻修原则同全膝关节置换术一样，如果要行翻修手术，术前需要评估由于创伤和非创伤因素引起的骨与软组织的损伤程度及畸形角度。术前需要拍摄站立位的双下肢全长正位片及患膝的侧位片，评估骨缺损的大小、畸形角度和假体的型号，以便确定垫块、延长杆的长度及宽度，以及是否需要截骨等。在选择治疗方法时，不仅要考虑解剖学复位，还要考虑肢体的功能和患者的期望值。对于老年糖尿病患者，可以选择定制的长杆肿瘤型假体来治疗粉碎的干骺端骨折；而对于年轻、活动量大的患者，选择一个短杆的、非限制性假体结合有限的内固定，将更有利于患者功能的恢复。

除了粉碎性骨折本身引起的骨量丢失之外，还有假体的去除、骨溶解、骨

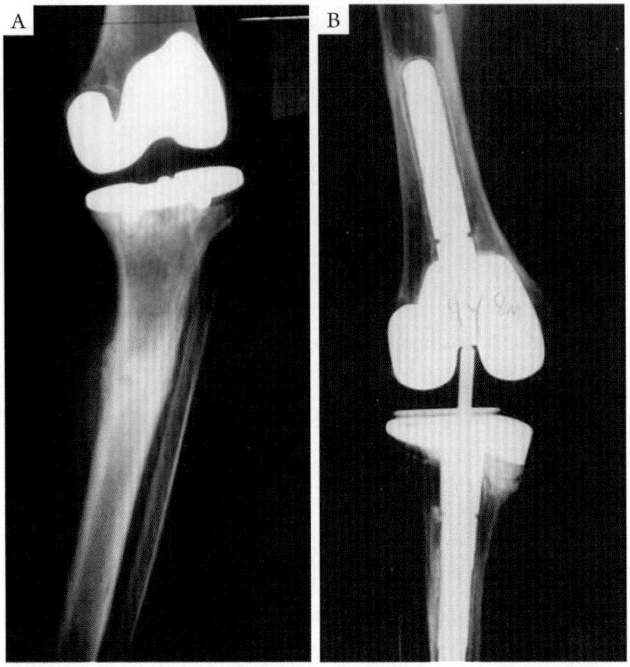


**图15-1　(A)胫骨骨折不愈合，生物型假体位置不良；(B)翻修术后4.5年，应用延长杆桥接不愈合的骨折端，骨折已愈合，关节的畸形应用了金属垫块恢复了关节的对线，股骨假体周围的硬化带并不表示假体失败**

质疏松等因素都会增加骨量的丢失，从而需要应用骨水泥、植骨、垫块等来处理骨缺损。对于有大量骨丢失或是发生了严重的粉碎性骨折的患者，可考虑应用大段同种异体骨移植来进行治疗。在植入异体骨时需要准确测量其长度和宽度，同时应便于韧带和肌肉的修复(如图15-2)。

在翻修时对于骨折不愈合、畸形愈合和成角畸形的处理，只要韧带和伸膝装置条件允许，可以通过应用垫块或是干骺端截骨来进行矫正。需要注意的是，在截骨时不能妨碍韧带和肌腱组织的重建，而后者对维持关节的稳定和功能至关重要。对于水平方向的胫骨畸形，选择偏心的延长杆和胫骨平台，即使不截骨也能获得胫骨的良好覆盖。而骨干的成角畸形在冠状面上>10°~15°、矢状面上>20°时，需要通过截骨来进行矫正[16]。为了获得一个正常的机械轴，术前需要通过模板测量来评估畸形的角度，以确定治疗方法。

在计划手术入路时，应使其有利于骨折碎片的复位、旧假体的取出以及新假体的安装和固定，如果可以，还应包含以前的手术切口以预防皮肤发生缺血坏死。

带杆假体的选择在膝关节翻修术时显得必不可少，是否使用延长杆已经

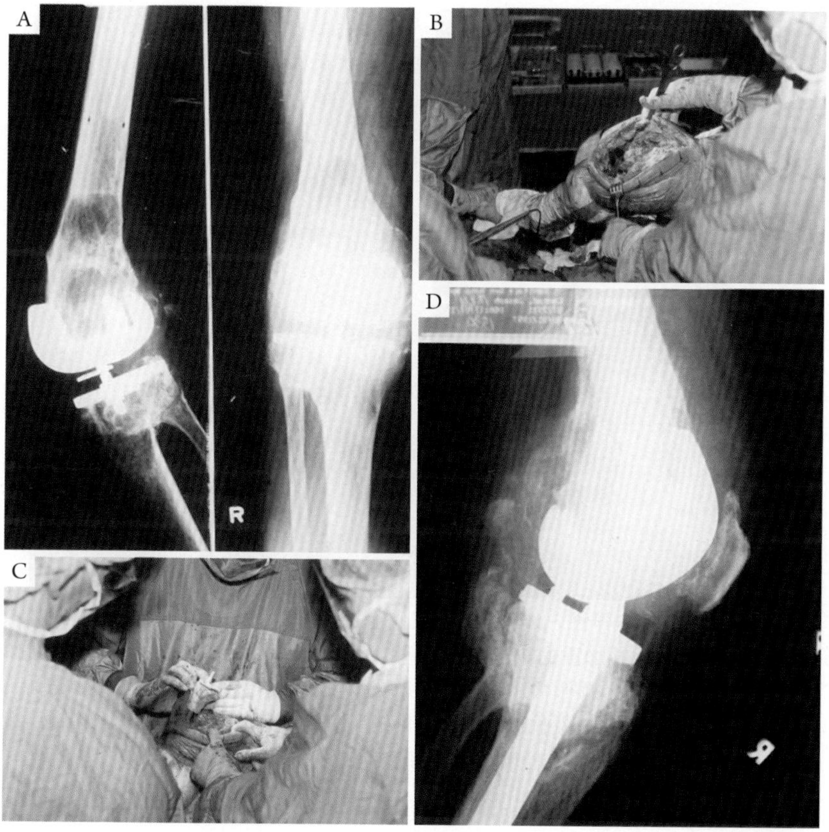

**图15–2　69岁老年男性，股骨内侧髁、外侧胫骨平台骨折伴有严重的骨溶解**
(A)术前X线片；(B)胫骨严重骨缺损，胫骨结节和伸膝装置完整；(C)应用同种异体骨移植和骨水泥型假体翻修；(D)术后X线片示移植骨嵌入了宿主骨，并保留了患者伸膝装置的完整。

经历了激烈的讨论。骨水泥固定的延长杆在过去取得了很大的成功，但其缺点是：一旦骨水泥进入骨折端，就会引起骨质不愈合，于是现在越来越多的人在使用带凹槽的压配式假体。发生在骨干区域的骨折，延长杆可以像髓内钉一样桥接骨折端，并提供抗旋转和弯曲稳定性(如图15-1)。而对于近端骨折，在植骨及有限的内固定后，应用延长杆可以传导膝关节的部分应力，防止碎片的塌陷和移位(如图15-3)。术前还应确定是选择限制性还是非限制性假体，并确认延长杆的匹配程度，因为在使用髓内钉桥接骨折端的同时并没有强制要求使用限制性假体[19]。此外，还要注意的是，翻修后的胫骨平台和延长杆与原来的股骨假体是否匹配，如果不匹配的话，需要考虑股骨假体的翻修。

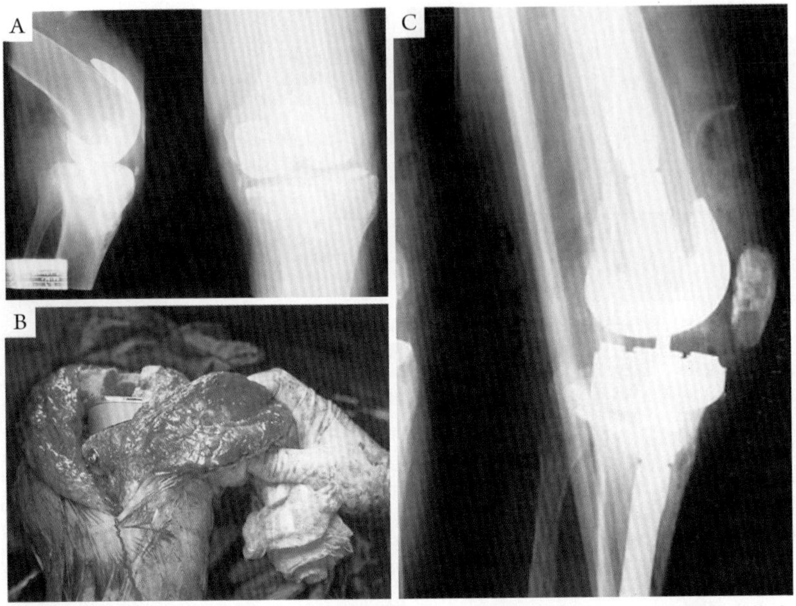


**图15-3　70岁老年男性，2年前行了双侧全膝关节置换术，患者诉膝关节内侧疼痛和突然出现并加重的畸形**

(A)术前X线片示：胫骨假体下沉、内翻，内侧胫骨平台骨折；(B)术中X线片示：用螺钉固定内侧胫骨平台骨折，应用了带杆的假体和垫块处理；(C)术后X线片示：应用了偏心延长杆增加了完好的外侧胫骨平台的载荷。

## 4　手术技巧

手术切口要充分暴露膝关节，以方便假体的取出，还要能很好地显露骨折端，新切口要包含老的手术切口。要准备骨刀尤其是薄骨刀以便去除牢靠固定的假体，在使用骨刀时需要注意，避免暴力，以免引起新的骨折或加重原有骨折。在去除增生的骨质时，如果使用锤子和骨刀，会产生瞬间的巨大暴力，从而影响骨的完整性，而使用动力摆锯则可以避免其发生。在去除关节假体时一定要耐心，假体松动之后，切忌使用锤子敲击快速地拔出，而应该非常小心地、慢慢地拔出假体，以尽可能多地保留骨量。

在取出假体，进行适当的清理后，要对存在的骨缺损进行评估。几乎所有的胫骨假体周围骨折的病例都只需要进行胫骨假体的翻修，需要使用带髓内延长杆的假体，而安装假体时需要用到髓内定位的方法。首先要先截掉胫骨近端和股骨远端的部分骨质，以便评估膝关节的屈曲和伸直间隙。

骨折的存在会影响对关节间隙的准确评估。如果骨折位于胫骨近端，首先应该行骨折的内固定，再行翻修术，这样做有利于骨折的稳定，同时对韧带的稳定性和屈伸间隙的平衡作出准确的评估。如果骨折位于骨干部位，则可应用髓内固定系统来固定骨折端，使术者能够施加一定的压力来评估其稳定性。上述步骤完成之后再行其他部分的截骨，扩髓以确定延长杆的长度和宽度，安装试模，复位关节，测试关节的活动度和稳定性，以选择合适的假体型号。

发生在胫骨近端和胫骨平台的骨折要尽可能地复位和固定，并尽量多地保留患者的骨量，以便支撑膝关节假体。对于此种骨折可以选择螺钉或是钉板系统来固定，但是需要的是注意螺钉的位置不可以妨碍胫骨延长杆的安放和稳定[22](如图15-3)。固定一定要牢靠，但是要尽量避免产生“死骨三明治”等并发症。如果翻修手术势在必行，选择一个带延长杆的胫骨假体可以增加其稳定性，可以用金属垫块或是同种异体骨植骨来修复存在的骨缺损。

对于发生在骨干的胫骨假体周围骨折，如果没有严重的骨丢失或是碎裂，也要进行前面所述的翻修手术，但具体方法稍有不同。对于干骺端的骨折，用骨水泥固定胫骨平台也可以同时稳定近端的骨折块。同时使用压配式的延长杆以桥接骨折端并维持对线(如图15-1)。用髓内钉固定骨干的骨折，不仅仅是保护了骨折端，这种髓内固定还能为骨折以远2~2.5倍胫骨干直径范围提供稳定的保护。在使用压配式的延长杆时需要对胫骨进行扩髓处理，需要去除部分皮质骨的骨内膜，这比普通翻修手术更具破坏性。而这样做，能够使得杆与皮质骨之间保持精密接触，增加其抗弯曲和旋转的稳定性。

大量研究已经证实骨折部位植骨能促进骨折愈合。从关节表面截下的骨块可以用作植骨的来源，因为其存在的微小骨颗粒具有诱导成骨的潜力，同时还能避免由异体骨植骨所产生的一些并发症。如前所述[23]，在延长杆的周围可以应用同种异体或是自体的颗粒性植骨来增加它的稳定性和骨量的存储。在胫骨近端应用该种植骨方法可以有效地控制骨折块的活动，同时，植骨还能增强胫骨的支撑并传导膝关节的应力。在使用骨水泥假体固定时，需要注意避免骨水泥进入骨折端，否则会影响骨折的愈合。

对于胫骨近端严重的粉碎性骨折或是存在大量骨丢失的骨折，则需要考虑大段结构性同种异体骨植骨(如图15-2)，目前的文献报道表面其主要应用于关节周围肿瘤或是挽救性翻修术，暂时缺乏用于治疗假体周围骨折的专业报道[24-26]。此外，对于这种骨折，还可以选择定制的肿瘤替代型假体，但是其费用昂贵，使用寿命却不长。如果骨缺损延伸到了胫骨结节，则需要重建患肢的伸膝装置了。在使用限制性假体时，还要考虑如何完善韧带的修复和重建，亦或是选择铰链型膝关节假体。同种异体骨植骨可以替代胫骨近端损坏或是缺失的骨质，通过加工后可以嵌入宿主骨中，可以避免软组织的重建(图15-2B)，因为在使用螺钉或是钢丝固定植骨快时，便可增强周围的软组织。

在应用了大段异体骨植骨的病例中，医生可以根据异体骨的大小来选择胫骨假体的型号，用骨水泥固定，再加上一个压配式固定的延长杆来桥接异体骨与自体骨。我们可以根据胫骨远端髓腔的大小来确定延长杆的型号。而当选择一个带沟槽设计的延长杆时，可以获得很好的抗弯曲和旋转的稳定性，却并不需要额外加强固定(图15-2B)。或者在自体骨与异体骨的连接处凿出一个台阶，也能很好地抗旋转。延长杆插入远端髓腔后，自体骨与异体骨的横向连接可以对最终的长度进行微调，横向的锯痕也可以优化两者的接触面积。使用钢板固定来抗旋转是没有必要的，反而还会增加不必要的软组织损伤，增加不愈合的风险。

骨折不愈合、延长愈合或是畸形愈合根据畸形所在的位置不同，其处理方法也不尽相同。如前所述，如果畸形位于胫骨近端，则可以通过截骨或是使用金属垫块、结构植骨进行纠正。使用一个偏心设计的延长杆或是胫骨平台能提供胫骨良好的覆盖和下肢的对线。对于骨干的畸形愈合，要充分暴露骨折端，清除骨折端形成的假关节，甚至需要通过截骨来矫形。在X线透视下进行胫骨的扩髓，便于控制扩髓的角度和方向，也能很好地纠正畸形。

术后处理包括早期持续的被动活动，负重时间根据骨折情况及植入物的稳定性综合考虑。对于应用金属垫块或是小的结构植骨来治疗骨缺损的胫骨侧翻修病例，只要患者能耐受可尽早负重。而应用大段异体骨植骨的患者在术后3~6个月内只能接触负重和支撑，观察到骨折开始愈合后方可逐步增加负重。

## 5 结果

文献报道对于胫骨假体周围骨折的临床疗效和并发症发生率的描述不尽相同，主要与引起损伤的能量大小和选择何种治疗方法有关。由于发生胫骨假体周围骨折的数量很少，而只有一部分特定的患者进行了翻修手术，因此，其成功率和并发症的发生率都只能通过外推来进行估算。对于由较小能量引起的、骨量丢失很少的骨折翻修，其并发症的发生率同其他翻修手术差不多。而对于严重粉碎性骨折伴大量骨丢失的翻修手术，其并发症发生率与挽救性翻修、肿瘤切除时同种异体骨移植的发生率相当[24]。总之，对于简单骨折，翻修术后4~5年的生存率接近90%[15,20]。Kress等[20]报道了4个胫骨骨折不愈合的病例，进行了髓内固定和膝关节翻修手术，结果显示所有患者均得到了良好的愈合，膝关节功能良好，可以无痛屈曲达90°。但是，当骨折严重，不得不使用结构性异体骨植骨和翻修时，短期随访结果显示其并发症发生率为36%~85%[24-27]。这些并发症包括感染、假体脱位、假体松动、断裂、骨折不愈合、肌无力和软组织损伤等[26]。另有研究显示[27-28]，进行了异体骨植骨的病例，有92%~100%的异体骨与宿主骨能够愈合，满意度达到90%。

## 6 结论

随着全膝关节置换数量的逐年增长，年轻、活动量大的患者的数量越来越多，过去的低能量应力性骨折将逐渐被高能量复杂骨折所取代。同时假体的使用寿命也越来越长，这就要求医生不断地探索最佳治疗方法以获得满意的疗效。对于所有的长骨骨折，治疗的首要目标是促进骨折愈合、维持良好的下肢力线。骨折本身的特点、患者的功能和医疗水平，以及全膝关节置换术的形势，共同决定了治疗的成败。对于胫骨假体周围骨折的治疗，如果不能通过闭合或开放手术的方式进行很好的固定，那么就需要进行翻修手术。

## 参考文献

[1] Mendenhall S. Hip and knee implant review. Orthopedic Network News. 1995, 6: 1-6.

[2] Healy WL. Tibial fractures below total knee arthroplasty. In: Current Concepts in Primary and Revision Total Knee Arthroplasty. Lippincott-Raven, 1996: 163-167.

[3] Bryan RS, Peterson LFA, Combs JJ. Polycentric knee arthroplasty: a preliminary report of postoperative complications in 450 knees. Clin Orthop. 1973, 94: 148-152.

[4] Cordeiro EN, Costa RC, Carazzato JG, Silva J. Periprosthetic fractures in patients with total knee arthroplasties. Clin Orthop. 1990, 252: 182-189.

[5] Kjaersgaard-Andersen P, Juhl M. Ipsilateral traumatic supracondylar femoral and proximal tibial fractures following total knee replacement: a case report. J Trauma. 1989, 29: 398-400.

[6] Lotke PA, Ecker ML. Influence of positioning of prosthesis in total knee replacement. J Bone Joint Surg Am. 1977, 59: 77-79.

[7] Makela EA. Capacitively coupled electrical field in the treatment of a leg fracture after total knee replacement. J Orthop Trauma. 1992, 6: 237-240.

[8] Rand JA, Coventry MB. Stress fractures after total knee arthroplasty. J Bone Joint Surg Am. 1980, 62: 226-233.

[9] Skolnick MD, Brian RS, Peterson LFA, Combs JJ, Ilstrup DM. Polycentric total knee arthroplasty: a two year follow-up study. J Bone Joint Surg Am. 1976, 58: 743-748.

[10] Tietjens BR, Cullen JC. Early experience with total knee replacement. NZ Med J. 1975, 82: 42-45.

[11] Wilson FC, Venters GC. Results of knee replacement with the Walldius prosthesis: an interim report. Clin Orthop. 1976, 120: 39-46.

[12] Wiedel JD. Management of fractures around total knee replacement. In: Total Knee Arthroplasty: A Comprehensive Approach. Williams & Wilkins, 1984: 258-267.

[13] Haemmerle J, Bartel D, Chao E. Mechanical analysis of polycentric tibial tract loosening. Read at the Joint Applied Mechanics, Fluids Engineering and Bioengineering Conference. New Haven, Connecticut, June 15-17, 1977.

[14] Nogi J, Caldwell JW, Kauzlarich JJ, Thompson RC. Load testing of geometric and polycentric total knee replacements. Clin Orthop. 1976, 114: 235-242.

[15] Chen F, Mont MA, Bachner RS. Management of ipsilateral supracondylar femur fractures following total knee arthroplasty. J Arthroplasty. 1994, 9: 521-526.

[16] Rand JA, Franco MG. Revision considerations for fractures about the knee. In: Controversies of Total Knee Arthroplasty. Raven Press, 1991: 234-247.

[17] Stulberg SD, et al. Case challenges in hip and knee surgery. Knee challenges: what would you do? Orthopedics. 1995, 18: 941-947.

[18] ZumBrunnen C, Brindley H. Nonunion of long bones: analysis of 144 cases. JAMA. 1967, 203: 637.

[19] Cameron HU. Double stress fracture of the tibia in the presence of arthritis of the knee. Can J Surg. 1993, 36: 307-310.

[20] Kress KJ, Scuderi GI, Windsor RE, Insall JN. Treatment of nonunions about the knee utilizing custom total knee arthroplasty with press-fit intramedullary stems. J Arthroplasty. 1993, 8: 49-55.

[21] Wilkes RA, Thomas WG, Ruddle A. Fracture and nonunion of the proximal tibia below an osteoarthritic knee: treatment by long stemmed total knee replacement. J Trauma. 1994, 36: 356-357.

[22] Schatzker J, McBroom R, Bruce D. The tibial plateau fracture: the Toronto experience 1968-1975. Clin Orthop. 1979, 138: 94.

[23] Whiteside LA. Cementless revision total knee arthroplasty. Clin Orthop. 1993, 286: 160-167.

[24] Brien EW, Terek RM, Healey JH, Lane JM. Allograft reconstruction after proximal tibial resection for bone tumours. Clin Orthop. 1994, 303: 116-127.

[25] Dennis DA. Structural allografting in revision total knee arthroplasty. Orthopedics. 1994, 17: 849-851.

[26] Mnaymneh W, Emerson RH, Borja F, Head WC, Malinin TI. Massive allografts in salvage revisions of failed total knee arthroplasties. Clin Orthop. 1990, 260: 144-153.

[27] Tsahakis PJ, Beaver WB, Brick GW. Technique and results of allograft reconstruction in revision total knee arthroplasty. Clin Orthop. 1994, 303: 86-94.

[28] Wilde AH, Schickendantz MS, Stulberg BN, Go RT. The incorporation of tibial allografts in total knee arthroplasty. J Bone Joint Surg Br. 1992, 74: 815-824.

译者：李明清，中南大学湘雅医院，骨科，医师，医学博士